于康说 营养

——调节免疫的饮食解决方案

（修订版）

康　刘燕萍　项　艾　　编著

李　冉

中国协和医科大学出版社

图书在版编目（CIP）数据

调节免疫的饮食解决方案/于康 刘燕萍 项艾 傅泽宇 李冉编著. —修订本.
—北京：中国协和医科大学出版社，2012.8
（临床营养解决方案系列科普丛书）
ISBN 978 - 7 - 81136 - 735 - 5

Ⅰ. ①调… Ⅱ. ①于… ②刘… ③项… Ⅲ. 免疫调节 - 食物疗法
Ⅳ. R247.1

中国版本图书馆 CIP 数据核字（2012）第 157155 号

于康说营养

调节免疫的饮食解决方案（修订版）

编　　著：于　康　刘燕萍　项　艾　傅泽宇　李
责任编辑：许进力

出版发行：中国协和医科大学出版社
　　　　　（北京东单三条九号　邮编 100730　电话 65260431
网　　址：www. pumcp. com
经　　销：新华书店总店北京发行所
印　　刷：北京玺诚印务有限公司

开　　本：710×1000　1/16 开
印　　张：10.75
字　　数：160 千字
版　　次：2012 年 8 月第一版
印　　次：2019 年 1 月第四次印刷
定　　价：28.00 元

ISBN 978 - 7 - 81136 - 735 - 5

（凡购本书，如有缺页、倒页、脱页及其他质量问题，由本社

于
傅泽宇

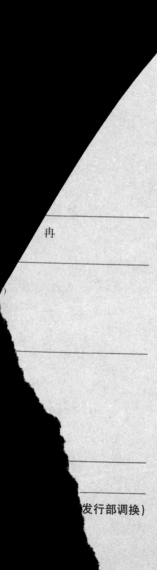

冉

）

丛 书 前 言

对营养学家而言，均衡膳食与合理营养的概念及重要性已毋庸多言。但对普通大众而言，营养认识上的误区和膳食摄取上的失衡，不仅并无缩小和消失的迹象，相反，在科技高度发达、物质空前丰富的今天，却有不断产生并逐步扩大的趋势，由之产生的种种营养相关性疾病已成为威胁公共健康的重要问题。

众多严谨的营养学专业人士和相关学科的专家们在对此焦虑的同时，早已充分意识到在全民中进行营养宣教的重要性和迫切性。一方面，他们借助各种大众传播媒介，包括讲座、书籍、报刊、杂志、广播、电视和互联网等，不断地将更多的营养知识和信息传授到更广泛的群体中；另一方面，他们正从不断涌现的浩如烟海的各类信息中，去伪存真，去粗取精，以使读者获得科学而不是虚假、正确而不是错误的营养指导。多少年来，这种努力从未停歇。

这套科普丛书的出版，正是上述这种努力的一部分。

我们作为北京协和医院的营养医师，在每日的临床实践中，深切了解患者们对合理营养的迫切需求；深切了解他们需要什么，他们的困惑和误区是什么；深切了解如何才能使他们准确了解和掌握合理知识，排除和走出困惑和误区。我们曾编写过多部营养学科普专著，经常参加各类的营养宣教和咨询活动，受到广大患者的支持和肯定，我们也由此获得了较为丰富的科普宣教经验和技巧。此次，我们将运用简洁的行文、严谨的观点和翔实的内容，将一套涵盖临床营养诸领域的较为完整的科普教育丛书奉献给广大读者。我们可以负责任地讲，这套丛书所传播的均是目前被医学界和营养学界所公认的科学的信息和知识，覆盖了广大读者所关心的临床营养的主要领域。特别要提及的是，其中包含着北京协和医院营养医师们多年临床实践的经验和体会，我们愿借这套丛书将这些经验和体会与广大读者分享。

我们有理由相信，这套科普丛书将以其严谨性、科学性和实用性，受到广大读者的关注。如果能因此使读者们获得更多的科学的营养知识，那么，我们为此付出的巨大的时间和精力将得到最欣慰的补偿。

最后，我们愿用这样一句话与广大读者共勉：

"愿我们都成为自己的营养医生，愿合理营养使我们的明天更美好！"

丛书主编　于　康

于北京协和医院营养科

本 册 前 言

达到并维持一个良好的免疫状态是很多人追求的目标。

人体需要一个"合理"的免疫力,即免疫力不能"低下",也不求"旺盛"。大量的科学研究表明,免疫力过弱或过强对人体都有害。

人体免疫力的改变是"体内"和"体外"两种因素长期相互作用的结果。人体自身借助一整套极为复杂而强大的"程序和反应",有效掌管免疫力的调控。包括饮食在内的"体外"因素可在一定程度上对机体免疫力产生影响。

可以说,良好的营养状况是达到并维持合理免疫力的必要条件,而充分了解合理膳食和营养素的基本概念,建立良好的生活方式,则成为实现良好的营养状况的必经之路。

本书正是基于这一主旨,以营养与免疫为主线,全面阐述合理饮食和健康的关系,即从一个高层面的、宏观的角度理解合理免疫和健康的概念。我们有理由相信,只要广大读者在这本书所阐述的基本原理的基础上,结合自身的特点,建立并维持一个良好的免疫状态,进而达到并维持一个良好的健康状态就不是一件难事。

于 康

于北京协和医院营养科

目　　录

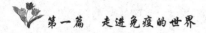 第一篇　走进免疫的世界

 第二篇　营养·能量·饮食·免疫

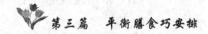 第三篇　平衡膳食巧安排

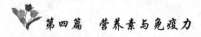
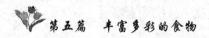

第六篇　一周健康食谱

附　录

第一篇　走进免疫的世界

何谓"免疫"？

"免疫"一词，最早见于明朝的《免疫类方》。当时所谓免疫，指的是"免除疫疠"的意思。长期以来，中医学提出"扶正祛邪"的治疗原则，就是从人体全局出发，选用具有补益、强壮的方药，来补充人体阴阳、气血、营卫、津液等不足，以增强人体免疫功能。近代科学的发展，使人们认识到免疫就如同一个良好的屏障那样，时刻防止着外界对机体的各种伤害作用。而且人们还搞清了通过免疫防御、免疫稳定和免疫监视三大功能实现这种屏障作用。

什么是"免疫力"？

所谓免疫防御功能，是说当人体受到病原微生物侵袭时，体内的白细胞就会对此种外来致病物质加以识别，并产生一种特殊的抵抗力，从而更有效地清除微生物，维护人体的健康。产生的这种抵抗力，通常称为免疫力。

"免疫部队"

人体免疫功能的具体执行，要通过两支奇特的"部队"，一支为胸腺依赖性淋巴细胞（通常简称为 T 细胞），另一支在骨髓发育成熟，称为 B 淋巴细胞（通常简称为 B 细胞）。T 细胞引起细胞免疫；B 细胞引起体液免疫。

"免疫战士"

免疫细胞主要有淋巴细胞（包括 T 淋巴细胞、B 淋巴细胞）和巨噬细胞。
实际上，除了以上三种细胞外，血液中所有的细胞都与免疫有关，包括红细胞、中性粒细胞、嗜酸性粒细胞、嗜碱性粒细胞、血小板等，另外还有一种自然杀伤细胞，又称 NK 细胞，属于第三群淋巴细胞。

这些细胞有多种多样的功能，免疫应答时可以由细胞直接发挥作用如吞噬、杀伤异物，也可以在抗原刺激下产生蛋白质类的免疫分子，通过各种免疫分子来发挥免疫作用，所以免疫细胞和免疫分子可称为是保卫人体的"战士"。

B 细胞与抗体

B 淋巴细胞在抗原刺激下变为浆细胞产生免疫分子——抗体。抗体就是免疫球蛋白。免疫球蛋白有五类，分别称为 IgG、IgM、IgA、IgE、IgD。抗原性质不同，使免疫细胞产生不同类型的免疫球蛋白，例如梅毒螺旋体刺激产生的抗体主要是 IgM，破伤风杆菌类毒素刺激产生的抗体主要是 IgG，痢疾杆菌刺激产生的抗体主要是 IgA。每种免疫球蛋白对相应的抗原有特异性的结合作用，使抗原（病原体）凝集、沉淀或溶解，从而消灭它们。这称为特异性免疫，也就是说，抗伤寒杆菌的抗体只能同伤寒杆菌结合，而不能同痢疾杆菌结合。这种特异性结合就像钥匙与锁一样，一把钥匙只能开一把锁。

T 细胞与淋巴因子

T 淋巴细胞受抗原刺激后所产生的免疫分子称淋巴因子，淋巴因子不是抗体，它没有与抗原结合的能力。淋巴因子种类很多，各有不同的作用。例如，趋化因子能吸引更多的吞噬细胞来吞食病原体；γ-干扰素具有抗病毒及增强免疫的作用，还能通过多种途径发挥抗癌功能；β-肿瘤坏死因子能直接杀死肿瘤细胞，也有抗病毒作用，并参与炎症反应；白细胞介素作用更是五花八门，它们可以调节免疫细胞之间的关系，也可以发挥杀伤肿瘤的作用，促进炎症反应，促进造血功能等。

巨噬细胞与单核因子

巨噬细胞受刺激以后也能产生免疫分子称单核因子，它们的作用同样是多种多样的。α-干扰素、α-肿瘤坏死因子以及某些白细胞介素，都能发挥抗病毒、抗肿瘤，促进免疫反应的作用。

人体防御的第一道防线

第一道防线主要指皮肤和黏膜。

皮肤：皮肤是人体的完整外表，表面有一层较厚的致密的角化层，可以阻挡病原体的侵入。皮肤组织里还有许多汗腺和皮脂腺，汗腺排泄出的乳酸对病原体的生长不利，皮脂腺分泌的脂肪酸有一定的杀菌作用。皮肤的杀菌作用很强，如果我们把一种有毒力的链球菌涂在健康人的手上，经过 3 分钟后检查，有 3000 万个细菌，60 分钟以后只有 170 万个，120 分钟以后仅余下 3000 个菌了。

黏膜：在人体呼吸道、消化道和泌尿生殖道内部都覆盖着黏膜，胃黏膜可以分泌胃酸和溶菌酶等一些物质，它们也都有杀菌作用。黏膜表面还有纤毛运动，如鼻腔里的鼻毛可以阻挡部分飞沫和尘埃，也能限制病原体的侵入。所有这些，形成了身体的表面屏障，是人体的第一道防线。它是机体防御体系中很重要的组成部分，一旦失去或大部失去这一屏障，如大面积烧伤，由于失液、严重感染等使机体生存面临极大威胁。

内分泌失调，应用免疫抑制剂、X 线照射、手术或外伤等原因损伤了人体皮肤或黏膜这一屏障，使机体抗感染免疫能力降低，就容易发生感染性疾病。因此，平时保护皮肤黏膜的完整，保持皮肤黏膜的清洁，使其能行使正常免疫功能。

人体防御的第二道防线

第二道防线是指吞噬细胞或巨噬细胞。

广泛分布在血液中及在肝脏、肺泡、脾脏、骨髓和神经细胞里，像"巡逻兵"一样，监视着入侵的细菌。一旦发现有病原体侵入机体，吞噬细胞就迅速地游向病原体，先将其吞入细胞内，再放出溶酶把病原体溶解、消化；最后消灭病原体，保障身体健康。譬如，我们的手指被碰破，如果处理得不干净，细菌从破口的地方进到皮肤里，吞噬细胞就会向伤口处聚集，跑来杀灭入侵的细菌，有时候伤口会形成疖肿、化脓，然后痊愈。疖肿的脓液就是吞噬细胞和细菌斗争的产物。这里边有细菌和细菌被分解后的产物，也有吞噬细胞及其尸体。可见吞噬细胞的作用就是把侵入人体的病菌消灭在局部，不使它们向全身扩散。如果侵入人体的细菌数量多、毒性大、或者在疖肿还没有充分化脓熟透的时候就用手去挤，这些病菌可能进入血液循环，病变就会从局部扩展到全身，引起全身性严重的感染。

什么是中枢免疫器官？

中枢免疫器官又称一级免疫器官，是免疫细胞发生、分化和成熟的场所。在人类指胸腺和骨髓，鸟类还有腔上囊。胸腺位于胸腔纵隔上部，胸骨后方，分左右两叶。出生时胸腺重 10 ~ 15 克，出生两年内迅速增大，为胸腺活动高峰期，机体免疫功能迅速完善。此后胸腺逐渐长大，至青春期最重可达 30 ~ 40 克。青春期后胸腺开始缓慢退化，老年胸腺组织大部分被脂肪组织代替，伴之脾脏和淋巴结内细胞区缩小，免疫功能相应减退。胸腺的主要功能是诱导 T 细胞分化，成熟。胚胎期的前 T 细胞持续地从卵黄囊及胚肝迁入胸腺，成年期的前 T 细胞从骨髓迁入胸腺，在胸腺微环境内受胸腺网状上皮细胞及其分泌的胸腺激素诱导，发育为成熟 T 细胞。T 细胞成熟后每天以恒定的 1% ~ 2% 的数目迁入胸腺，定居于外周淋巴组织或器官。

骨髓是人和其他哺乳动物的造血器官，也是各种免疫细胞的发源地。骨髓中含有强大分化潜力的多能干细胞，分化为髓样干细胞和淋巴干细胞。前者发育为红细胞系、粒细胞系、单核/巨噬细胞系和巨噬细胞系；后者发育成为淋巴细胞，再通过胸腺、腔上囊或在骨髓内分别衍化为 T 细胞或 B 细胞，最后定居于外周免疫器官。另外，如杀伤淋巴细胞（K 细胞）、自然杀伤淋巴细胞（NK 细胞）等非 T 非 B 的第三类淋巴细胞前体也在骨髓内分化成熟。骨髓功能如受损，细胞免疫和体液免疫均出现缺陷。骨髓也是血清抗体的主要合成部位。抗原再次免疫动物后，脾脏、淋巴结等外周免疫器官内的记忆 B 细胞活化，经淋巴或血液迁移到骨髓后分化为浆细胞，持久地产生抗体，故骨髓也是再次免疫应答的主要场所之一。

什么是外周免疫器官？

外周免疫器官又称二级免疫器官，是 T 细胞和 B 细胞等定居的场所，也是这些细胞识别外来抗原后发生免疫应答的部位。外周免疫器官也对抗原再次免疫产生快速应答，但产生抗体的时间持续短，产生量少。外周免疫器官包括淋巴结、脾脏和与黏膜相关的淋巴组织等其他淋巴组织。

淋巴结是主要分布于全身非黏膜部位的淋巴通道上的 500～600 个淋巴组织。每个淋巴结有包膜、皮质和髓质。靠近皮质的为皮质浅区，也称非胸腺依赖区，内有大量 B 细胞聚集形成的淋巴滤泡（集结）。B 淋巴细胞可向内转移到髓质的髓索内，转化为浆细胞，产生抗体。皮质深区又称胸腺依赖区，是 T 细胞居留地。居留在淋巴结的 T、B 细胞可经深皮质区的毛细管后小静脉进入血循环中。T、B 细胞在免疫应答中生成的致敏 T 细胞及特异性抗体汇集于淋巴结髓窦，由淋巴管输出，进入血循环分布于全身，发挥免疫作用。淋巴结是特异性免疫应答发生的器官，也对微生物及其毒素、癌细胞等有害物体起过滤作用。这些有害物体从组织液进入毛细淋巴管，随淋巴液进入淋巴结后，被淋巴结中巨噬细胞和抗体清除。若有害物体超过淋巴结清除能力，则进入血流，向全身扩散。

脾脏的免疫功能

脾脏是外周淋巴器官，可看作一个巨大的淋巴结。它不在淋巴通道上，不对淋巴液起过滤作用。它是血液循环中的滤器。它无输入、输出淋巴管，接于肺动、静脉之间。脾脏有结缔组织被膜，及由其向内伸展成的小梁。脾分为白髓和红髓。白髓即淋巴细胞密集区，入脾动脉贯穿小梁成中央小动脉，其周围有大量 T 淋巴细胞形成的鞘，为 T 细胞居住区。该区内尚有 B 淋巴细胞组成的滤泡（集结），按其有无生发中心分初级及次级滤泡。红髓在白髓周围，分髓索和髓窦，有较多血窦。髓索部分与白髓相连，主要是散在 B 细胞居住区，也有树状突细胞和巨噬细胞。髓窦即髓索周围血窦，含大量循环血液，混入血中病原物可被密集于髓索内的巨噬细胞和树突状细胞抓捕、吞噬和杀灭。红髓和白髓交界区正如淋巴结中的深皮质区，是淋巴细胞和抗原在脾实质和血循环间的进出通道区。

肝脏的免疫功能

肝脏是人体消化系统中最大的消化腺，也是免疫的重要器官，并积极地参与正常免疫活动，它虽不直接产生抗体，但有大量巨噬细胞，在免疫中发挥重要作用。肝内的巨噬细胞是固定性的，称库普弗细胞，从肠道来的抗原微粒，大多在肝内被库普弗细胞吞噬和清除。和一般巨噬细胞不同，库普弗细胞不具有增加抗原免疫原性的能力，相反有消除或减弱抗原性的作用。库普弗细胞能吞噬来自血液循环的抗原抗体复合物和其他有害物质，以消除这些物质对机体的损害。库普弗细胞是肝窦中的吞噬细胞，能对循环免疫复合物进行有效的处理，肝的血窦是清除血清循环免疫复合物的最大场所。肝还能合成多种补体成分，肝功能衰减时，补体含量明显下降，所以肝脏对机体免疫功能的调节起着重要的作用。

什么是 MALT？

MALT 是"黏膜相关的淋巴样组织"英文名词第一字母的组合，它（MALT）是外周淋巴组织中分布最广、总体积最大的淋巴组织。它在人类肠道、呼吸道、生殖道免疫中处于重要的地位。其特点是无完整的包膜结构，淋巴细胞分布在黏膜中或黏膜下。位于黏膜下的淋巴细胞主要是 B 细胞，可聚集成滤泡，也分为未受抗原刺激的初级滤泡和受抗原刺激有生发中心的次级滤泡。滤泡内有巨噬细胞、树突状细胞和 T 细胞等。这些淋巴滤泡可分散于黏膜下或融合成一片，称为黏膜下淋巴集结。MALT 对黏膜防御起重要作用，特别是肠黏膜相关的淋巴样组织（GMALT）与经肠营养密切相关。

免疫力能遗传吗？

人体免疫力的强弱以及是否容易发生某些疾病与遗传有着一定关系。研究表明，对结核病和风湿热等许多疾病的易感性有家庭倾向，结核病在单卵双生者虽分居异地，尽管生活条件不同，而在 100 对中有 87 对于一段时期内罹患同样结核，双卵双生在 100 对中仅 26 对患同样结核；对乙型肝炎的易感性及是否容易发展为慢性活动性肝炎也与遗传密切有关。某些肿瘤的发生也常有家族史，表示与遗传有关系。

然而，后天因素对免疫力强弱的影响也是巨大的。研究证实，合理的饮食、适当的锻炼、良好的生活方式和生活环境、良好的医疗卫生状况等自然环境及社会条件都是能够适当提高免疫力。

情绪能影响免疫力吗？

研究表明，不良的情绪状态（孤独、焦虑、恐惧等）可造成机体免疫功能减弱，甚至出现紊乱，并会因此导致疾病（甚至恶性肿瘤等）产生。研究证实，癌症的发生与精神因素有密切关系，这是因为在正常情况下，当癌细胞刚出现时，免疫活性细胞，如自然杀伤细胞和巨噬细胞等，就会把癌细胞作为异物而将其消灭，这称为"免疫监视"作用。但当心情压抑或情绪紧张，身心健康长期受到摧残时，由于免疫功能低下，于是癌细胞就可"脱逸"而逃避上述"监视"作用，于是就"逍遥法外"，"选择"适当的部位而迅速增殖，如发展到一定程度，免疫系统就对之无能为力了。有资料表明，80%～90%的癌症患者精神上都经过压抑的历史，或较长时间遭受精神上打击。

而另一方面，良好的免疫状况可抑制癌症的发生和发展。我国有"笑一笑，十年少"的古语；现代医学实践进一步证明。那些知足常乐、豁达、开朗的人们，他们抵抗力强，就能积极预防某些疾病（包括癌症）的发生，这是有科学根据的。

精神因素对免疫系统影响的详细机制仍在深入的研究之中。一般认为是通过心理－神经－内分泌－免疫的复杂网络而产生作用。从初步的研究结果来看，为维护、改善我们免疫系统的功能，有必要对我们的个性、心理状态作适当的调整。

母乳喂养对婴儿免疫力的良好影响

人体抵抗感染的免疫能力由两部分组成：一部分是先天性（非特异性）免疫力，由代代遗传而来，天生具有，例如皮肤黏膜包裹全身，阻挡病原微生机侵入体内；一些有吞噬能力的免疫细胞，能够吞噬、杀死、消灭病原微生物；在血液等体液内还有多种杀菌物质。另一部分免疫力是每个人在生活过程中，由接触或其他途径被病原微生物感染刺激后产生，称获得性（特异性）免疫力。人体受某种病原微生物感染不一定生病，健康的或先天性免疫力正常的个体，感染到少量病原微生物后，因有一定免疫力而未生病，但因受其刺激而产生强有力的获得性免疫力。如果人体原有免疫力较低，则受感染后可能生病，病后也一样产生对该病原体的免疫力。这种获得性免疫力在体内一般可以防止人体再受该病原微生物感染，例如患甲型肝炎的人，由于甲型肝炎病毒这一病原微生物的刺激，产生了获得性免疫力，可以防止该病毒的感染，甚至可以终生不再患同一传染病。当然，也有的病原微生物，如流行性感冒病毒，刺激人体产生获得性免疫力不强，以致使人可反复患流行性感冒。

获得性免疫力产生的具体免疫物质很多种，其中最重要的是抗体。人感染到甲型肝炎病毒后，不论是否生病，均可以产生抵抗甲型肝炎病毒的抗体，保护人体免受该病毒再感染。抗体主要存在于血液中，也存在于唾液、泪液以及哺乳妇女的乳汁等分泌液中。由于一般成人在生活过程中总会受到少量这种那种病原微生物的刺激，虽然感染了不一定生病，但血液和分泌液中有了抗体，尤其在产妇刚生下新生儿的头几天里，产生的乳汁为初乳，其中含有各种抗体最为丰富，新生儿或婴幼儿在吸乳时可将母亲乳汁中的抗体一并吸取，同样也就得到对那些病原微生物的免疫力，可防止感染。所以从免疫学的角度看，母乳喂养大大优于人工喂养，尤其在产后几天的初乳，应提供新生儿吸取。

免疫系统疾病有哪些？

免疫系统疾病在病理上分为两大类：①反应超常，包括对外源性或异体抗原的超敏和对自身成分超敏引起的各种疾病和自身免疫病；②免疫系统任何一个成分发生缺失或功能不全导致的免疫缺陷病。免疫缺陷病涉及范围很广，包括原发性和继发性免疫缺陷两大类。继发性免疫缺陷包括目前引起广泛关注的获得性免疫缺陷综合征（艾滋病），和由感染、创伤、肿瘤、肝肾及肠道疾病、化疗及放疗等医疗性损伤造成的免疫缺陷。

什么是"流感"？

流感是流行性感冒的简称，是流感病毒引起的一种呼吸道急性传染病，不少人对不止一次患流感甚为不解，这是因为病毒抗原性变异太快，原流感病毒产生的相应免疫物质，与新感染的变化的新流感病毒对不上号，达不到有效的免疫效果。正因为这个缘故，现行流感疫苗在预防时间上也相对局限，不够理想。

流感是一种呼吸道急性传染病，顾名思义病人的飞沫是主要带病毒传播途径。但是近些年来国外科学证明，通过玩具、手帕等经手接触传播也很重要。例如，有个试验以两个健康人与两个流感初期患者戴上口罩在一起洗牌打扑克，玩上几小时后，发现过段日子（相当于流感潜伏期）两名健康人也患上流感。在洗手液中证明有流感病毒。所以，在节日娱乐中，无论扑克、打牌均要注意对方有无传染性疾病，这也是一项"节日文化"内容和保健举措。

由于人类对流感普遍易感，加之患流感后的免疫时间不长于3年，流感成了一种常见病和多发病种。典型病例潜伏期为2~4日，以体温急速上升而起病，24小时体温达高峰（38~40℃），逐渐出现中毒型、胃肠型等类型，无并发症时在 7～10 日内恢复。

　　根据临床表现，流感可分为单纯型、肺炎型、中毒型、胃肠型等类型，单纯型流感最为常见，患者有头痛、怕冷、乏力、面红及全身酸痛等症状。体温可达 39℃或 40℃，持续 2～3 日后渐降，各种症状在一周后消失。肺炎型流感主要发生在老人、幼儿，起始如单纯型流感，1～2 日后症状加重，高热不退，咳嗽加剧烈，气促发绀，咳血性痰，两肺出现湿性啰音，X 线检查两肺显絮状阴影。抗菌药物无效，有肺水肿危象。中毒型流感具有神经系统及心血管系统损害。临床上表现高热不退，神志不清，脑膜刺激症状，小儿可出现抽搐。胃肠型流感则有腹泻、呕吐、恶心等症状，约 2～3 日即可转向康复。孕妇流感尤以晚期妊娠危害为大，不仅症状重，容易发生肺并发病，而且容易招致胎儿死亡。20 世纪 80 年代香港流感流行时曾报告过围生期死亡率明显上升，存活小儿白血病发病率上升的病例。

　　从我国流感发病资料来看，流感以 5～20 岁年龄组发病率较高。因此，做好儿童、学生和青年的预防十分重要。从职业来看，又以服务性行业、工人的发病率较高。对一些老人、孕妇更应加意防护。而且要特别注意流感在医院内感染和传播，做好陪客的管理和健康教育工作。发生流感流行时，医院儿科、妇产科、婴儿室、心脏病室应谢绝探视。

提高免疫力要讲"证据"

　　20 世纪 80 年代后，"证据"的观点被引入现代医学和临床营养学，用来评价某种治疗方法和药物的实际效果。换言之，某种方法或药物或营养素有无某种"效果"，有多大"效果"，要用设计良好的科学研究得出的客观数据来肯定或否定。这种研究数据就是证据。

　　不同来源的证据的可信度是不同的。参照国外资料，各种证据的力度可分为以下 5 个等级，第一级最有说服力，第五级的可信度最差。

　　第一级：来自多个设计良好、随机、双盲、有对照的多中心临床研究的系统性总结报告（即"荟萃分析"）。

　　第二级：来自单个设计良好、随机、双盲、有对照的多中心临床研究报告。

　　第三级：来自设计良好的无随机，有对照的多中心临床研究。

　　第四级：来自设计良好的其他非随机，有对照的回顾性临床研究。

　　第五级：来自专家权威的个人意见及动物研究报告和个例的病例报告等。

　　目前诸多"流行"的观点和看法，如称"××保健品提高免疫力"等等，或者根本没有设计严谨、科学客观的研究来证实，或者虽有所谓"研究"，但在研究设计、研究方法及质量控制等方面存在诸多问题、缺陷，甚至错误，根本不具备科学性和客观性，其结论自然也不可信。

　　因此，面对林林总总的宣传，人们应在头脑中牢固树立"证据"的观念，应培养对各种"结论"进行客观判断的能力。这种观念和能力不仅专业技术人员要有，普通消费大众更应具备。

提高免疫力绝非朝夕之功

　　人体的免疫系统和免疫功能极其复杂，现代医学对它的认识可以说仅为"冰山之一角"。研究已证实，免疫力的形成和强化绝非是朝夕之功。面对突发的传染，面对变异的病毒，希冀借助某种食品、保健品、药品，或者偏方、秘方之类，来"短平快"地提高自身"战斗力"。这种"临阵磨的枪"或"亡羊补的牢"，不能说毫无效果，但往往事倍功半，有时甚至适得其反。

　　提高免疫力是一个自然的、连续的、持久的，而非强制的、间歇式的、权宜的过程，这一过程要贯穿一个人的一生。

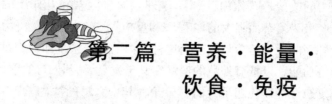

第二篇　营养·能量·饮食·免疫

认识"营养"

随着人们生活水平的不断提高，"营养"这个词越来越多地被挂在口头。然而很多人却被告知是患了"富贵病"或者"营养过度"了，仿佛都是"营养"惹的祸。因此，营养治疗就成为"限制营养，减少进食"的代名词。

其实，营养是一个科学名词，指人类不断从外界摄取食物，经体内消化、吸收新陈代谢来满足自身生理需要、维持身体生长发育和各种生理功能的全过程。

保持合理的营养状况是维持健康的物质基础，也是维持适宜的免疫状况的物质基础。

营养主要来自于每天的饮食

首先食物供给我们维持身体活动所需要的能量，就像汽车跑动需要汽油，空调送冷需要电力一样，人体也像一台机器，需要食物的营养来运转，站、走、睡觉、读书都需要食物的能量来提供。

其次人体的组织和器官如骨骼、肌肉、牙齿、血液的生长发育也需要食物提供"建筑原料"，各种组织也需要不断地更新和修补，这些也需要食物提供原料。

还有就是食物参与了维持正常的渗透压、酸碱平衡等一系列生理生化活动，保持机体正常运转。

营养拥有这样重要的功效主要是因为食物中含有能被人体消化、吸收和利用的具有营养作用的物质，营养学上称为营养素。

膳食与"合理"的免疫力

人体需要一个"合理"的免疫力：不能"低下"，也不求"旺盛"。大量的科学研究表明：免疫力过弱或过强对人体都有害。

人体免疫力的改变是"体内"和"体外"两种因素相互作用的结果。人体自身借助一整套极为复杂而强大的"程序和反应",有效掌管免疫力的调控。某些人希望借助外来的干预,参与或改变这种体内的调控系统和调控过程,在一定程度上提高免疫功能,以抵御外敌的侵略,其出发点无疑是好的,但这一过程本身的艰巨性和复杂性却往往超乎人们的想象,其中大量的"内幕"还鲜为人知,现代科技尚不足以安全有效地把握这一过程的发生、发展和结局。因此,有人形象地称之为"双刃剑"。于是,人们不禁要提出这种问题:如何才能"安全、有效、合理"地提高免疫力?应该说,相对于其他途径(如药物的干预等),通过合理膳食来提高或调整免疫力可能更为安全。

营养免疫学

尽管古代中国和西方均有不少有关天灾、饥荒、连年战争后引起传染病暴发流行的记载,人类对于营养与免疫关系的最早研究仍应当追溯到19世纪。1810年Jackson和Menkel首先观察到营养不良病人发生胸腺萎缩;1845年,Simon证实胸腺对营养不良十分敏感,因此将胸腺称之为营养状况的"晴雨表"。20世纪初,营养学研究进入维生素时代,大量研究资料表明许多维生素的营养状况与机体的抵抗力密切相关。第二次世界大战期间,德国纳粹集中营受害者慢性饥饿导致营养不良所引起的一系列病理变化的观察记录,进一步证实了营养对于维持正常免疫功能的重要性。进入60年代以后,营养对免疫功能影响的研究更加受到重视,单个营养素对免疫功能的调节作用得到了进一步的肯定;临床上一些病例报告也表明营养支持不仅可以改善病人的营养状况,而且还可以增强病人的免疫功能,由此引起了广大临床工作者的兴趣与重视。目前,营养与免疫功能关系的研究已经发展成为一门新兴的交叉学科——营养免疫学。随着分子生物学技术的飞速发展,营养与免疫功能关系的研究已开始进入分子水平。

人体生命活动所必需的营养素

蛋白质	矿物质
脂肪	水
碳水化合物	膳食纤维
维生素	

哪些营养素与免疫力有关

几乎所有的营养素均不同程度参与人体的免疫过程，人们对此的认识还极为肤浅，尚需更多设计良好的基础研究和临床实践来获得更为有力的证据。但就目前的研究结果看，对提高免疫力作用较大的营养素大致包括蛋白质、部分维生素（如维生素 C、维生素 E、β-胡萝卜素等）和部分微量元素（如锌、硒、铜、锰等）。然而，这些营养素在哪一层水平上，通过何种机制，对免疫系统和免疫功能究竟有何影响，多大的剂量才能产生"影响"等等问题，都是有待专业人员深入探究的课题。

能量——伴您终生

正如同汽车行驶需要燃料作动力一样，人类一切生命活动需要能量作动力。可以说，没有能量就没有生命。

能量的最终来源是太阳能。

能量通过光合作用进入植物体内，并通过"植物-动物-人"的食物链进入人体。能量本身不是营养素，它是由食物中的蛋白质、脂肪和碳水化合物在体内经过分解代谢所释放出来的。

食物释放出的能量用来维持体温和进行正常的生理活动，细胞的生长、繁殖和自我更新，营养物质的运输、代谢，废物的排除等等都需要能量。即使在睡眠时，呼吸、消化、内分泌、循环系统的生命活动也需要消耗能量。

"三大产能营养素"

如前所述，"三大产能营养素"即指蛋白质、脂肪和碳水化合物（糖类）这三类可在体内经氧化代谢产生能量的营养素。其中，1 克蛋白质最终产生有效能量 4 千卡，1 克脂肪产生有效能量 9 千卡，1 克碳水化合物（糖类）产生有效能量 4 千卡。

就单位产热量而言，以脂肪为最高（1 克脂肪产生的有效能量超过 1 克蛋白质和 1 克碳水化合物产热量之和），并且脂肪是人体内能量储存的主要物质；就总的产热量而言，以碳水化合物（糖类）为最高，约占每日总能量的 50% 以上。

因此说，脂肪和碳水化合物（糖类）是最主要的两类产能物质，在产能方面较蛋白质承担更多的任务。而蛋白质虽然也可用来供能，但由于其构成身体及组成生命活性物质（如各种酶、抗体等）的重要职责和它在体内有限的含量，应尽量使它受到保护，而不是被作为能量"燃烧"而消耗。

我国营养学会目前推荐的蛋白质、脂肪和碳水化合物（糖类）产能比例大致如下：

蛋白质产能占总能量约 10% ~ 15% ；

脂肪产能占总能量约 30% ；

碳水化合物（糖类）产能占总能量约 55% ~ 60% 。

🍄 能量的单位——千卡，焦耳

能量的传统单位为千卡（kcal）。

国际单位为千焦（KJ）。

两者的换算关系为：

> 1 千卡 = 4.18 千焦
>
> 1 千焦 = 0.239 千卡

🍄 严格遵守"能量平衡"

能量总是在摄入量与消耗量之间保持着一种动态平衡称为能量平衡，评价体内能量平衡的公式可表述为：能量平衡 = 摄入能量 – 消耗能量

🍁 能量"正"平衡——摄入能量大于消耗能量，即能量过剩，并可在体内转化为脂肪而沉积。

🍁 能量"负"平衡——摄入能量小于消耗能量，这就是所谓"入不敷出"，这时体内储存的脂肪会被"动员"起来提供能量，体重就会因此而减轻。

在正常情况下，我们应使能量的摄入量与消耗量大体持平。

如果能量长期不足，体内将逐渐动员储备的糖原、脂肪直至肌肉，而造成：

> 骨骼肌退化　　　　神经衰弱
>
> 贫血　　　　　　　抵抗力下降……

严重的能量摄入不足，将影响人的学习、工作及生活。

然而对于众多体形偏胖者来说，多属于能量摄入过多和/或活动量过小，剩余能量在体内转变为脂肪沉积，形成中心性肥胖或超重，严重者增加机体负担，容易导致：

高血压	胆石症
冠心病	痛风
脂肪肝	
……	

因此，人们应注意严格遵守"能量平衡"，使摄入的能量"正好"满足自己的身体需要。因此说，合理营养的基础——能量平衡。

正确评估每日饮食摄入的能量

人们应学会评估自己每天摄入的能量是否恰当，是过多还是太少。

第一步：记录每天摄取食物的种类与数量，包括摄入所有的食物如谷类、薯类、蔬菜、水果、饮料、甜食、肉类、蛋类、豆制品、奶及奶制品类、油脂类、硬果类、零食类等。

第二步：估算或称量食物的具体的数量有多少，例如1袋奶，2两苹果，1盒豆腐，1个鸡蛋等。

第三步：通过查找《食物成分表》中各种食物所产生的能量，按照所吃的量进行相加后，所得结果即为每日总的能量摄入量。

特别提示

《食物成分表》是我国营养学会编著的权威性标准，其中列出了各类常见食物的能量和营养成分量。为求准确，可连续计算3天或5天的能量（最好包含一天的节假日）摄入数值，然后求其平均值。注意应避开赴宴或喜庆日"改善生活"等特殊情况，而使计算结果尽量反映您通常的营养摄入状况。还可以通过回顾食物摄入的频度来估计食物的能量，比如1

周吃几次鱼、几次鸡，一家人有几口人经常在一起吃饭，家中的 5 千克油能够吃多少天等等，估算出您实际摄入的能量。这些方法都相对比较复杂，您也可以去医院的营养门诊进行咨询，能够准确了解自己平时吃饭所摄取的能量大约有多少，以及在身体不同状态下应摄入多少能量，就可以保证每日能量平衡。

结合我国的实际情况，中国营养学会制定了中国健康居民每日推荐的膳食供给量标准。其中能量的供给量列于下表 1 和表 2，以供参考。

表 1　儿童及少年组能量供给量标准

类别	年龄	男性	女性
婴儿	初生 ~ 6 个月	120	120（千卡/千克体重）
	7 ~ 12 个月	100	100（千卡/千克体重）
儿童	1 岁	1100	1050（以下为千卡/日）
	2 岁	1200	1150
	3 岁	1350	1300
	4 岁	1450	1400
	5 岁	1600	1500
	6 岁	1700	1600
	7 岁	1800	1700
	8 岁	1900	1800
	9 岁	2000	1900
	10 岁	2100	2000
	11 岁	2200	2100
	12 岁	2300	2200
少年	13 岁 ~	2400	2300
	16 岁 ~	2800	2400

表2 成人组能量供给量标准（千卡/日）

类　别		男性	女性
成人	极轻体力	2400	2100
	极轻体	2600	2300
	中体力	3000	2700
	重体力	3400	3000
	极重体力	4000	
老年前期（45岁~）	极轻体力	2200	1900
	轻体力	2400	2100
	中体力	2700	2400
	重体力	3000	
老年（60岁~）	极轻体力	2000	1700
	轻体力	2200	1900
	中体力	2500	2100
（70岁~）	极轻体力	1800	1600
	轻体力	2000	1800
（80岁~）	极轻体力	1600	1400
孕妇	4~6个月		+200
	7~9个月		+200
乳母			+800

注意：将健康群体每日能量需要量的数值直接用于每一个健康个体显然是不合适的，但毫无疑问，可作为个体的重要的参考标准。

第三篇　平衡膳食巧安排

从"吃饱"到"吃好"

随着国民经济的发展，人民的生活水平有了很大的提高，大多数人目前的生活标准已不是"吃饱"，而是要"吃好"。

"吃好"：从营养的观点来讲，就是要做到膳食调配合理，使各种营养素之间保持一定量的平衡，以利于它们在人体的吸收利用。

为了让每个居民都知道如何获得合理的营养，1997 年中国营养学会提出了《中国居民膳食指南》，其主要内容有八条：

1. 食物多样，谷类为主。
2. 多吃蔬菜、水果和薯类。
3. 每天吃奶类、豆类或豆制品。
4. 经常吃适量的鱼、禽、蛋、瘦肉，少吃肥肉或荤油。
5. 食量与体力活动要平衡，保持适宜体重。
6. 吃清淡少盐的膳食。
7. 如饮酒应适量。
8. 吃清洁卫生、不变质的食物。

🍁　食物多样，谷类为主：除母乳外，任何一种天然食物都不能提供人体所需的全部营养素，平衡膳食必须由多种食物组成，才能满足人体各种营养需要，达到合理营养，促进健康的目的。因而要提倡人们广泛食用多种食物。谷类食物是中国传统膳食的主体。提出谷类为主为了提醒人们保持我国膳食的良好传统，防止发达国家那种以高能量食物为主的饮食习惯的弊端。另外，要注意粗细搭配，经常吃一些粗粮、杂粮等。稻米、小麦不要太精，否则谷粒表层所含的维生素、矿物质等营养素和膳食纤维会大部分流失到糠麸之中。

🍁　多吃蔬菜、水果和薯类：蔬菜和水果是胡萝卜素、维生素 B_2、维生素 C 和叶酸、矿物质（包括钙、磷、钾、镁、铁）、膳食纤维和天然抗氧化物的主要或重要来源。薯类含有丰富的淀粉、膳食纤维，以及多种维生素和矿物质。我国居民近十年来吃薯类较少，应当鼓励多吃些薯类。进食较多的蔬菜、水果和薯类，对保护心血管健康，增强抗病能力，减少儿童发生眼病的危险，以及预防某些癌症等方面起着十分重要的作用。

　　　　每天吃奶类、豆类或其制品：奶类除含丰富的优质蛋白质和维生素外，含钙量较高，而且进食后钙的利用率也很高，是天然钙质的极好来源。我国居民膳食提供的钙普遍偏低，平均只达到推荐供给量的一半左右。我国婴幼儿佝偻病的患儿也较多，这和膳食钙不足可能有一定的联系。大量的研究工作表明，给儿童、青少年补钙可以提高其骨密度，从而使其将来发生骨质疏松的年龄延后。给老年人补钙也可能减缓其骨质丢失的速度，降低骨折的发生率。因此，应大力发展奶类的生产和消费。豆类是我国的传统食品，含丰富的优质蛋白质、不饱和脂肪酸、钙及维生素 B_1 和烟酸等。为提高农村人口的蛋白质摄入量，同时防止城市人口消费肉类食品过多带来的不利影响，应大力提倡豆类，特别是大豆及制品的生产和消费。

　　　　经常吃适量鱼、禽、蛋、瘦肉，少吃肥肉和荤油：鱼、禽、蛋、瘦肉等动物性食物是优质蛋白质，脂溶性维生素和矿物质的良好来源。动物性蛋白质的氨基酸组成更适合人体需要，且赖氨酸含量较高，有利于补充植物性蛋白质中赖氨酸的不足。此外，肉类中铁的利用较好，动物肝脏含维生素 A 极为丰富，还富含维生素 B_1、B_2 和叶酸等。值得注意的是，肥肉和荤油为高能量和高脂肪食物，摄入过多往往引起肥胖，并是某些慢性病的危险因素，应当少吃。

　　　　食量与体力活动要平衡，保持适宜体重：进食量与体力活动是控制体重的两个主要因素。食物提供人体能量，体力活动消耗能量。如果进食量过多而活动量不足，多余的能量就会在体内以脂肪的形式积存即增加体重，久而久之则引起发胖。反之，若食量不足，劳动或运动量过大，则可由于能量不足引起消瘦，造成劳动能力下降。所以人们需要保持食量与能量消耗之间的平衡。

　　　　吃清淡少盐的膳食：吃清淡膳食有利于健康，即不要太油腻，不要太咸，不要过多的动物性食物和油炸、烟熏食物。我国居民食盐摄入量过多，平均值是世界卫生组织建议的两倍以上。流行病学调查表明，钠的摄入量与高血压发病呈正相关，因而食盐不宜过多。

　　　　若饮酒应限量：在节假日、喜庆和交际场合人们往往饮酒，有些人则天天饮酒。高度酒含能量高，不含其他营养素。无节制地饮酒，会使食欲下降，食物摄入减少，以致发生各种营养素缺乏，严重时还会造成酒精性肝硬化。过量饮酒会增加患高血压、中风等危险。饮酒过多可导致事故及暴力的增加，对个人健康和社会安定都是有害的。应严禁酗酒，若饮酒可少量饮用低度酒，青少年不应饮酒。

🍂 吃清洁卫生，不变质的食物：在选购食物时应当选择外观好，没有污染、杂质、变色、变味并符合卫生标准的食物，严把饮食卫生关，谨防"病从口入"。进餐时也要注意卫生条件，包括进餐环境、餐具和供餐者的健康卫生状况。集体用餐要提倡分餐制，减少疾病传染的机会。

膳食指南这八条要求是获得健康的前提，其核心可概括为："平衡膳食，合理营养，促进健康"。这是维持适宜免疫力的物质基础。

🍄 平衡膳食

《中国居民膳食指南》原则的核心就是平衡膳食，全面了解其内容可以帮助理解健康饮食的含义。

平衡膳食的内容可概括为几个字：全面、均衡、适度。

所谓"全面"：指食物应多样化，食物种类越广泛越好。这是构成平衡膳食的基础。我们已经知道营养素划分为七大类，四十多个小类，而单靠一种或少量几种食物不能提供人体所需的全部营养素，例如鸡蛋是一种营养比较全面的食品，含有丰富的优质蛋白质、卵磷脂、胆固醇、维生素 B 等，但是含维生素 C 和膳食纤维极少，如果单纯吃鸡蛋就不能获得充足的营养，但如果吃西红柿炒鸡蛋就能够补充这些不足，达到全面的营养，这就是平衡膳食的一个简单例子。因此要求人们的食谱尽可能广泛，每日摄取食物的种类应尽可能地多。

🍂 第 1 类：谷薯类——如米、面、玉米、红薯等，主要含有碳水化合物、蛋白质和 B 族维生素，是人体最经济的能量来源。

🍂 第 2 类：蔬菜水果类——富含维生素、矿物质及膳食纤维，对人体健康起重要作用。

🍂 第 3 类：动物性食物——如肉、蛋、鱼、禽、奶等，主要为人体提供蛋白质、脂肪和矿物质。

🍂 第 4 类：大豆及其制品——如豆腐、豆腐干等，含有丰富的蛋白质、无机盐和维生素。

🍂 第 5 类：纯能量食物——如食糖、酒、油脂、硬果，能够为人体提供能量。

所谓"均衡"：是指各种食物数量间的比例应合理，即应达到最接近人体吸收并可维持生理健康的模式。

　　所谓"适度"：是指各种食物的摄入量要与人体的需要相吻合。过多或过少，都会影响人体的健康。

平衡膳食宝塔

　　营养学中最常用"平衡膳食宝塔"来表明平衡膳食（图1）。宝塔由五层组成：

　　　第1层：谷类食物，如米饭、馒头、薯类等，这是塔底，表明应是每天吃的最多的食物。

　　　第2层：蔬菜和水果，每天也要多吃，在膳食中应仅次于主食。

　　　第3层：由肉、蛋、家禽、鱼和豆腐构成，每天应吃得适量，但比蔬菜、水果要少。

　　　第4层：主要为奶类制品。我国居民平均的奶类食品摄入量较少，直接导致钙的摄入量偏低。我国营养学界和医学界提出"为民族强盛加杯奶"的全民行动的倡议，旨在提高全民族奶类制品的摄入量，进而提高全民的健康水平。

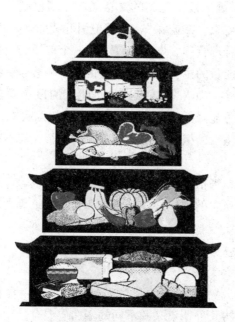

图1　平衡膳食宝塔

🍂　第5层：纯能量食物，这是塔尖，每天吃的量应该最少。

食物金字塔告诉我们选择食物的科学比例，并且要求保证品种多样化，将各类食物搭配着吃，才能达到平衡膳食。

🍄　为什么主张食物多样化？

科学研究表明，除母乳外，任何一种天然食物都不能提供人体所需的全部营养素。平衡膳食必须由多种食物组成，具体说来每日饮食均应包括谷类（主食）、蔬菜和水果类、肉、蛋和奶类、豆类、油脂类等食物，才能满足人体各种营养需要，达到合理营养、促进健康的目的。长期缺少其中任何一类食物都会造成营养结构的失衡，对于维护健康不利。

因此，要提倡人们实现食物多样化，并将其作为实现合理饮食，提高机体抵抗力的起点。

🍄　为什么不可偏废主食？

近来，"强化补充维生素"之类的文章频频见诸报端，这本无可厚非。但有人同时就提出要"少吃饭，多吃菜"，这就应引起我们的注意。

应该明确的是，合理营养、增强免疫力的一个首要问题是将主食作为我们日常饮食的基础，这是能量的主要来源，也是很多维生素、矿物质和膳食纤维的重要载体。原本合适的主食如果被随意减少，能量的摄入就会随之降低，长期如此，总体营养水平就可能降低，"提高抵抗力"也就无从谈起。

因此，保证每日主食的摄入量是合理营养的基石，切不可因强化其他的食物而偏废或减少主食。

另外，还要注意粗细搭配，经常吃一些粗粮、杂粮等。稻米、小麦不宜过于精细，否则谷粒表层所含的维生素、矿物质和膳食纤维等大部分将会流失。

🍄　为什么要注意荤素搭配？

1. 荤素搭配可以提高食物蛋白质的质量和利用率：食物所含的不同的氨基酸序列具有互补性。将几种荤素来源不同的蛋白质混合食用可以提高食物蛋白质的利用率。

2. 荤素搭配可以使不同食物脂肪保持合适的比例，可以有效保证必需脂肪酸的入量，同时不增加饱和脂肪对脂肪代谢及心脑血管系统的压力。

3. 荤素搭配可以促进膳食中铁质的吸收：富含铁质的动物性食品与富含维生素 C 的植物性食品结合食用，后者可以起到促进铁质吸收的效果。

4. 荤素搭配可以改善膳食中钙和磷的比例，而这一比例关系到两种矿物质的吸收率。植物性食物通常含有较高钙质，而与之相对的是动物性食物以磷酸根的形式富含磷，当肠道中钙磷的比例介于 $2:1 \sim 1:2$ 之间时两种元素的吸收有相互促进性，超过这一比例范围则互相抑制。所以，同时摄入荤素食物有利于保证钙磷处于最佳吸收比例。

5. 荤素搭配能够保证摄入足够的各种维生素：我们知道，维生素包括脂溶性和水溶性两类。脂溶性维生素只能溶解于脂类物质，而维生素 A 则专门来源于动物性食物；水溶性维生素一般在新鲜的蔬菜瓜果及各种谷类食品中含量较丰富。基于以上的道理，荤素混食可以保证脂溶性和水溶性维生素摄入的平衡与充足。

6. 荤素搭配方可提供足够的膳食纤维：膳食纤维是一种不能被肠道消化吸收的营养素，不过，它之所以能够跻身于七大类营养素确是因为有着不可或缺的生理作用，缺乏膳食纤维可以导致结肠癌症、憩室病以及血糖、血脂的异常。一般的动物性食品含膳食纤维较少，这是其在营养结构上的缺陷之一，因而需要适当摄取植物性食物作为补充，以保证足够的膳食纤维入量。

长期吃素对免疫力有影响吗？

有人认为，鉴于 SARS 等病毒可能经某些动物性食物传播，是否改吃素食就"安全"呢？有人还认为长期吃素"有益身心"。其实，这样的看法有些片面。大量的研究表明，长期吃素于健康不利，也可能造成免疫力降低。

　　长期素食者往往表现为蛋白质摄入不足。许多素食者，摄入蛋白质的来源主要是米饭、面粉等。这类食物中蛋白质的质量较差，如果食者平时又不注意吃蛋白质质量高的豆类食物，就会发生蛋白质不足。蛋白质不足会使身体虚弱，抗病能力下降，导致各种疾病发生。

　　动物食品中含有丰富的维生素，特别是脂溶性维生素，长期素食可导致脂溶性维生素缺乏，使机体免疫力受到不利影响。

　　长期素食可造成人体摄入的三大产热营养素，即脂肪、蛋白质和碳水化合物出现不平衡。由于植物油中不饱和脂肪酸较多，如摄入过多，容易引起摄入的饱和脂肪酸、单不饱和脂肪酸和多不饱和脂肪酸比例不符合 1∶1∶1 的营养要求。

正确认识"保健食品"

对于"保健食品"，有人迷信，有人摇头，有人不以为然，但更多的，似乎是广泛存在于普通消费者之中的一种无所适从之感。

如何科学看待保健食品并纠正关于保健食品的种种认识误区，是值得我们认真思考和解决的问题。

1. "保健食品"的概念：根据我国《保健食品管理办法》的规定，所谓"保健食品"，系指具有某种特定保健功能的食品；即适宜于特定人群食用，具有某种调节机体功能，不以治疗疾病为目的食品。

2. 保健食品的四大特征：尽管目前各国官方文件对保健食品的定义不尽相同，但以下 4 点是一致且必须明确的。这也是科学看待保健食品的理论基础。

（1）保健食品首先一定是食品：换言之，保健食品必须具备按照《中华人民共和国食品卫生法》明确规定的作为食品所应具备的所有特征，即①可供人食用或饮用；②无毒、无害，即各种原料及其产品必须符合食品卫生要求，对人体不产生任何急性、亚急性及慢性危害；③至少包含一种营养素；④具有相应的色、香、味、形等感官性状等。

（2）保健食品一定不是普通意义上的食品：保健食品必须具备至少一种可被整体实验所验证的特定而确定的保健功能，并以此与普通食品区分开。这其中包含两层基本含义：首先，这种特定保健功效在管理上可以作为食品的功能被受理；其次，这种保健功能必须是明确、具体和有针对性的。更需被强调的是，这种保健功效不仅基于有科学依据的配方及用量，还必须明确其功效成分，更要经科学验证证实有效。任何单纯基于所谓"理论推导"而未经科学验证的"功效"是不能被接受的。

（3）保健食品必须与药品区分开：保健食品对人体的保健作用，应定位于"调理"和"预防"，而非"治疗"，这点与药品存在根本性的不同。虽然，保健食品并非不能应用于疾病群体，但其非治疗的辅助调理的作用并不因此而改变。任何采用保健品替代药物治疗的做法均被认为是一种可导致严重后果的危险行为而被禁止。

（4）保健食品的应用范围远远小于一般意义上的普通食品：保健食品的应用对象是某特定人群而非全体人群。这当然不排除某些保健食品可能拥有较为广泛的应用群体，但可以肯定地说，适宜于全体人群的保健食品是不存在的。

保健食品迅猛的发展的巨大动力源于广大消费者的强烈需求。随着生活水准的迅速提高，人们对膳食的要求，在满足解决饥饱、追求风味口感后，自然上升到营养保健的高度。与此同时，随着现代营养科学、生命科学、食品科学和中医药理论与实践的深入发展，营养保健食品的研制、开发和生产有了更坚实的理论依托。

维持免疫力的"健康大餐3＋3"

早餐——多姿多彩。

早餐提供的能量应占我们每日总能量的25%～30%，与晚餐的量大致相同。

早餐的重要性相信不用复述，但我们的早餐大多在忙碌里匆匆带过，或是忽略，好像已成习惯。

早餐如果不吃或吃得马虎，到9、10点钟，人们就会感到饥饿，轻者可能出现注意力不集中，学习、工作效率降低，重者还会出现头晕、出虚汗、心动过速等低血糖反应。长期不吃早餐，还可能导致胆石症和胆囊炎。早餐也不宜吃得过于油腻。过于油腻的食物可能导致腹胀，甚至造成长时间腹部不适。

早餐宜选择的食物：

富含优质蛋白质的食物：如鸡蛋、牛奶、香肠、豆浆等。

富含维生素C的食物：如果汁、蔬菜、水果等。

富含碳水化合物的主食：如面包、馒头、花卷等。

富含水分的液体食物：如米粥、牛奶、豆浆、果汁等。

开胃的、增加食欲的食物：如果汁、番茄汁、小酱菜等。

早餐不宜常选用的食物：

油炸食物：如炸油饼、炸油条、炸糕、油炸馒头片等。

周一～周五健康早餐：

周一：鲜牛奶，煮鸡蛋，煎火腿肠，鲜果汁，烤面包片，花生酱

周二：鲜豆浆，茶叶蛋，小馄饨，紫米粥，酱豆腐

周三：鲜牛奶，荷包蛋，麻酱糖花卷，大米粥，小酱菜

周四：鲜豆浆，煮鸡蛋，椰蓉包，蒸广式小香肠，麦片粥，萝卜干

周五：鲜牛奶，咸鸭蛋，小馒头，煎小泥肠，小酱菜

🍁 上午餐——上午约 10 : 00。

其实，很多人都会有这样的感觉——还没到午餐时间，肚子就饿了，特别是早餐常有忽略的人。那么，上午餐无疑是你所欢迎的。

🍁 加餐的两种选择：从三餐中"匀出"部分食物作为加餐。比如，可将早餐的煮鸡蛋放至上午 10 : 00 吃。比如减少午餐、晚餐中的 25 克主食，改增 2 份水果（约 300 克）。或者减少三餐热量的摄入，额外增加低能量食物。

🍁 周一～周五健康上午餐：

周一：苏打饼干

周二：小蛋糕

周三：鸡蛋

周四：酸奶

周五：烤面包片

🍁 午餐——承上启下。

午餐是每天最主要的一餐。午餐的食物既要补偿上午的能量消耗，又要为下午的工作和学习做好必要的储备。有俗语讲"午餐要吃饱"是很有道理的。

午餐所提供的能量应占全天总能量的 35%。这些能量应来自足够的主食、适量的肉类、油脂和蔬菜。

与早餐一样，午餐也不宜吃得过于油腻。否则，午餐后可能使人感到头脑发沉、昏昏欲睡，以致影响下午的工作。

🍁 午餐宜选择的食物：

1. 充足的主食。

2. 富含优质蛋白质的食物：如鱼虾、瘦肉、豆类制品等。

3. 富含维生素 C 的食物：如绿叶蔬菜等。

🍁 午餐不宜常选用的食物：

1. 各种油炸食物：如炸鱼、炸鸡、炸肉等。

2. 高脂肪高胆固醇食物：如动物内脏、肥肉等。

🍁 周一～周五健康午餐：

（主食以米饭为例，也可换成其他主食花样）

周一：番茄虾仁，清炒鸡毛菜，皮蛋瘦肉粥，米饭

周二：蒸冬瓜夹，西芹百合，绿豆粥，鸡蛋炒饭

周三：麻油鸡，清炒西兰花，西红柿鸡蛋汤，米饭

周四：红烧鱼，栗子扒白菜，红枣银耳莲子羹，米饭

周五：汆丸子冬瓜，蚝油生菜，碎菜肉末粥，米饭

🍁　下午餐——下午 3：00

不管你相不相信，下午餐是抵御午后症候群的最有效方法。其实，我们的身体早已告诉了我们它这一需求，要不为什么一到下午 3、4 点，我们就那么想喝点什么呢？看来，"下午茶"并不是小资的空穴来风。

🍁　加餐食物的选择：

低能量食物：黄瓜、西红柿、苏打饼干等；

水果：包括低糖型或中等含糖型水果，如西瓜、苹果、梨、猕猴桃、草莓等；及高糖型水果，如香蕉、葡萄、甘蔗、荔枝、甜橙等；

奶类制品：包括全脂牛奶、脱脂牛奶、酸奶、奶粉等；

小糕点：包括苏打饼干、小蛋糕、甜饼等；

各种粥类：如紫米粥、麦片粥、肉末粥、皮蛋瘦肉粥等。更适合"睡前餐"。

🍁　周一～周五健康下午餐：

周一：西红柿

周二：猕猴桃

周三：苹果

周四：黄瓜

周五：草莓

🍁　晚餐——清淡至上。

晚餐的能量与早餐大致相同，要少于午餐。而都市生活中，人们更习惯了午餐简略，晚餐丰富。所以，恐怕改掉晚餐既有的习惯是"健康大餐 3＋3"里最难的，虽然它是我们既有三餐习惯里给我们带来危害最大的一个——晚餐的能量过剩是导致肥胖、高脂血脂等多种疾患的直接诱因。

晚餐后我们的活动量较白天大为减少，能量消耗也因之降低很多，因此"清淡至上"是我们晚餐必须遵循的原则。

🍁　晚餐宜选择的食物：

1. 适量主食。

2. 富含优质蛋白质的食物：如鱼虾、瘦肉、豆类制品等。

3. 多吃绿叶蔬菜。

4. 适量摄取粥类或汤类食物。

🍁　晚餐不宜常选用的食物：

1. 各种油炸食物：如炸鱼、炸鸡、炸肉等。

2. 高脂肪高胆固醇食物：如动物内脏、肥肉等。

3. 高能量食物：如奶油蛋糕等。

❀   周一～周五健康晚餐：

（主食以面食为例，也可换成其他主食花样）

周一：荷包鲫鱼，小白菜粉丝，紫菜蛋花汤，葱花饼

周二：糖醋小排骨，清炒莴笋丝，玉米面粥，小花卷

周三：白灼虾，番茄菜花，肉末茄丁卤面，小馒头

周四：清炖蟹粉狮子头，香菇油菜，小笼包，西红柿龙须面

周五：罐焖牛肉，清炒芥蓝，鸡蛋玉米羹，千层饼

❀   睡前餐——睡前约 2 小时。

晚餐过后，经过一整晚 10 几个小时之后，我们空碌碌的饥腹才有机会进食。这显然是违背我们身体意愿的，也是不合理的。"睡前餐"的加入，一杯奶、一碗粥、一片面包，简简单单的一点点食物却能给我们的身体一个很好的过渡和缓冲。

但是，如果你睡得早，如果你的晚餐习惯难以更改，那还是劝你免去这一餐。免得给你徒增卡路里的烦恼。

❀   加餐的原则：定时；少量，变换，浅尝辄止。

❀   周一～周五健康睡前餐：

周一：鲜奶

周二：果酱面包

周三：麦片粥

周四：小甜饼

周五：莲子羹

增强抵抗力，饮食上要做好 20 件事

（1）食谱要广泛；

（2）食物要保持清洁、卫生、新鲜；

（3）每日主食摄入量：男性应在 300 克以上，女性应在 200 克以上；

（4）大量食用新鲜水果和蔬菜；水果可作加餐食用；

（5）保证瘦肉和豆制品摄入；

（6）多吃鱼；

（7）每日保证 1~2 袋牛奶或酸奶；

（8）每日进食鸡蛋 1~2 个；

（9）补充维生素和微量元素合剂；

（10）多饮水；

（11）常饮绿茶；

（12）多饮用新鲜果汁；

（13）不宜饮用烈性酒，可适量应用红葡萄酒；

（14）不宜过咸，减少食盐摄入；

（15）适量运动，保持合理体重；

（16）如可能，可采用少量多餐进食，在早、中、晚三餐基础上加餐 3 次；

（17）不宜饮用过浓的肉汤、咖啡和茶；

（18）不吃油炸、辛辣刺激的食物和调味品；

（19）不吃过多富含粗纤维的食物；

（20）愉快进餐。

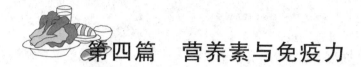

第四篇　营养素与免疫力

蛋白质——维护免疫力的物质基础

提起蛋白质，很多人将它与鸡蛋白（蛋清）相混淆。其实蛋白质是一种含氮的高分子有机化合物，它存在于一切生物体中，可以说蛋白质是生命的物质基础，也是维护免疫力的物质基础。可以说，没有蛋白质就没有生命，就没有免疫力。

人体内存在着数以百计各种类的蛋白质，各自发挥着重要的生理功能。

1. 促进生长发育和修补组织：人体组织是由细胞构成的，这些细胞要不断更新，就要求蛋白质不断地提供更新的"原料"。人体每天需要合成蛋白质 70 克以上。如果不能满足需要，则体重逐渐下降，生长发育停滞。

2. 调节人体的生理功能：人体的新陈代谢活动需要酶做催化剂，如果没有酶参与反应，生命活动就无法进行；人体内的很多激素，如胰岛素、生长激素、肾上腺素等对机体的生长发育起非常重要的作用；血液中的抗体能够抵抗外来细菌、病毒的侵害。这些酶、激素、抗体都是由蛋白质或其衍生物构成的。因此蛋白质有调节生理功能的作用。

3. 蛋白质是遗传基因的主要物质基础：在遗传中占据重要地位的核蛋白、RNA、DNA 等都要有蛋白质参与合成。

4. 调节水盐代谢和酸碱平衡：当人体极度缺乏蛋白质时，水就不能回到血管，而存留于细胞间液，由此出现水肿。蛋白质负责使细胞间液进入血液系统，使血液进入小血管而给细胞提供营养。

5. 运输营养物质的作用：当蛋白质缺乏时，很多营养素的吸收和运转将下降。铁、维生素 E 等都是以蛋白质为载体进入人体的。

6. 供给一定的能量：每克蛋白质在体内氧化分解时产生 4 千卡能量。在膳食中应尽可能依靠糖类和脂肪提供能量，以"保护"蛋白质，避免被"氧化燃烧"，让蛋白质发挥更重要的作用。

氨基酸——构成蛋白质的基石

氨基酸是组成蛋白质的基本单位，二十多种氨基酸的联合作用构成了蛋白质的主要生理功能。

必需氨基酸——不能在人体内合成，而必需从食物中获取的氨基酸。

必需氨基酸共 8 种，它们是：

异亮氨酸	苯丙氨酸
亮氨酸	苏氨酸
赖氨酸	色氨酸
蛋氨酸	缬氨酸

此外，组氨酸对婴幼儿来说也是必需氨基酸。

非必需氨基酸——除必需氨基酸外，其他的氨基酸在人体内可以合成，不一定非由食物供给的氨基酸。

特别提示

人体细胞蛋白质的氨基酸组成都有一定的比例，食物中提供的氨基酸比例与人体自身氨基酸比例越接近，在人体内的利用率就越高。如果某一种氨基酸不足，就可能无法顺利合成蛋白质而不能发挥生理作用。因此，各种必需氨基酸不但要数量足而且比例要适当，才能最高效地合成蛋白质。例如，鸡蛋的蛋白质中必需氨基酸的比值与人体需要的模式很接近，营养价值就高，而谷类蛋白质缺乏赖氨酸，其营养价值就较低，由此就产生了合理搭配食物的问题。由于不同食物蛋白质所含氨基酸的种类、数量和相互间的比值不同，例如谷类中含赖氨酸较少，而豆类中含赖氨酸丰富，将这两类食物混合食用，做成杂合面（90% 玉米面和 10% 黄豆粉），其所含的氨基酸就能互相取长补短，使氨基酸比例更适合人体需要，从而提高了营养价值，这称为蛋白质互补作用。我们平日所吃的腊八粥、豆沙包、素什锦、水饺、包子等都是互补作用的良好范例。

科学看待"蛋白粉"

研究早已明确，每日50~60克蛋白质对大多数成年人而言足以满足机体需要，只有婴幼儿，儿童，妊娠期及哺乳期妇女，创伤修复期的病人才需要更多的蛋白质。但在实际生活中，有许多人在并无蛋白质缺乏的情况下，盲目进补蛋白粉，希望借此"提高免疫力"等等。实际上，高蛋白质摄入会给人体健康带来很多不利影响，例如长期的高蛋白摄入会增加肾脏负担；摄入过多的蛋白质还可促进钙从骨质中溶解，增加钙的丢失。研究表明，蛋白质摄入量每增加1克，就会导致1.75毫克的钙从尿中丢失。长此以往，骨质疏松的发生风险大为增加。

脂肪——是"心脏和体形杀手"吗？

提起脂肪，致力于保持优美体形的女士们和担心心血管病变的朋友们都会"谈油色变"，认为脂肪是"心脏和体形杀手"。其实，脂肪也是人体所必需的营养素之一。

脂肪包括脂和油，在常温下呈固态的叫脂，呈液态的叫油，后者在食物中最常见。还有一些与油脂结构类似的化合物叫类脂，包括磷脂、糖脂、胆固醇、脂蛋白等，受食物脂肪含量的影响较小。

脂肪是人体非常重要的营养物质，它是产生能量最高的营养素。

脂肪还是构成人体器官和组织的重要部分。脂肪作为热的不良导体，皮下脂肪能够防止体热散失还能阻止外热传到体内，有助于维持体温的恒定，并且保护和固定内脏器官不受损伤。脂肪还是脂溶性维生素的良好溶剂，可促进它们的吸收。脂肪摄取不足可能导致脂溶性维生素的缺乏。还有，脂肪为人们带来餐桌的美味，产生特殊的香味促进您的食欲。因此，脂肪在食谱中必不可少。

在结构上，脂肪由甘油和脂肪酸构成，根据脂肪酸结构的不同可以分为三类：

饱和脂肪酸
单不饱和脂肪酸
多不饱和脂肪酸

营养学家又把人体所必需但是体内不能自行合成，而必须从食物中摄取的脂肪酸称为必需脂肪酸，如亚油酸。必需脂肪酸有促进胆固醇代谢的作用，能够防止脂质在肝脏和动脉管壁的沉积，预防心血管疾病。

🍄 脂肪都藏在哪里？

很多患者都认为只有烹调用油才是膳食脂肪的惟一来源，因此炒菜少用油就算是限制脂肪了。

其实日常食用的很多食物中都含有脂肪。根据它们存在的方式，可以粗略分为看得见和看不见的脂肪。

"看得见的脂肪"：指从人们感官上就知道含脂肪多的食品，如动物油、花生油、豆油、橄榄油以及动物外皮如鸡皮、鸭皮等食物，很容易就可避免过多摄入。

"看不见的脂肪"：顾名思义，不容易为人所注意，例如肉类、蛋类、奶制品、动物内脏、豆制品、还有硬果类食物，如花生、瓜子、核桃、杏仁、开心果、松子等均含有较多量的脂肪，即使谷类、蔬菜、水果中也含有微量的脂肪，但由于它们在日常食用量较大，如果过多食入也会带来超量脂肪。这些看不见的脂肪恰恰是人们容易过量食入的，肥胖也会由此而来。

摄入脂肪过多会引起高血脂、肥胖等疾患，因此避免摄入脂肪已经成为人们普遍关注的问题。此外，如果单纯由碳水化合物提供过高的能量，超过身体的需要，也会转化为内源性脂肪在体内蓄积。需要留意的是不但炒菜要少放油，还要特别注意那些隐藏起来的脂肪。我们建议您适量增加食物中植物性来源的脂肪如大豆、芝麻、油菜籽、核桃、花生等不但不含胆固醇，而且能够抑制小肠吸收那些来自于动物性食品所含的胆固醇，同时又含有丰富的必需脂肪酸，有保护心、脑血管的作用。

🍄 认识碳水化合物

碳水化合物，又称糖类，常常被人们想象为血糖的主要"创造者"，而被视为"公敌"。其实它也是生活中必不可缺的一部分。

碳水化合物由碳、氢、氧三种元素组成的，按照其结构可分为单糖、双糖和多糖。

1. 单糖：是最简单的碳水化合物，常见的有葡萄糖、果糖、半乳糖。具有甜味，易溶于水，可以不经过消化液的作用，直接被人体所吸收和利用。

2. 双糖：由两个分子的单糖结合在一起，再脱去一分子的水后合成。常见的有蔗糖、麦芽糖、乳糖等，易溶于水，经机体分解为单糖后可以被吸收利用。有些成人的消化道中缺乏分解乳糖的酶，因而食用乳糖过量后不易消化，往往出现胀气、腹泻等症状。

3. 多糖：由数百乃至数千个葡萄糖分子组成，常见的淀粉、糊精属于此类，没有甜味，不易溶于水，经消化酶作用最终也分解为单糖。

还有一类多糖，包括纤维素、半纤维素、木质素、果胶等，它们不能被人体消化吸收，在肠道内形成废渣，被排出体外，但是它们对人体也有很重要的功能。如某些纤维素在肠道内能与胆固醇结合在一起，随粪便排出体外，从而有效降低血液胆固醇水平。

碳水化合物的功效

❀ 碳水化合物也是构成机体组织的主要成分，并参与机体新陈代谢过程。在细胞内可以转变为其他物质，例如脂肪、胆固醇等。

❀ 在细胞中转变为糖原储存起来，其中以肝脏和肌肉储存为主，储存的糖原又可分解成葡萄糖入血，以供给组织细胞利用。

❀ 碳水化合物还具有保肝解毒和对抗产生酮体的作用。因此，碳水化合物也是人体必需的营养素之一，其作用是蛋白质、脂肪所不能完全代替的。

胆固醇——你是一把双刃剑

"谈胆固醇色变"，是很多人，特别是中老年朋友的真实心态。他们认为胆固醇是导致心脑血管疾病的元凶，"有百害而无一利"。

这种心态往往使人们产生这样的感觉，希望血中的胆固醇越低越好，希望膳食中的胆固醇越少越好。

其实，这是一种认识上的"误区"。对胆固醇的看法，无论是血清胆固醇，还是膳食胆固醇，均应持"一分为二"的态度，客观评价胆固醇的"功"与"过"。

1. "一分为二"看血清胆固醇：临床上将血总胆固醇增高称为高胆固醇血

症。目前，我国医学界将血清总胆固醇水平大致分为以下三个等级：

> 合适范围 <5.20 毫摩尔/升（200 毫克/分升）
> 边缘升高 5.23~5.69 毫摩尔/升（201~219 毫克/分升）
> 过高值 >5.72 毫摩尔/升（220 毫克/分升）

目前的很多临床研究已明确，血清总胆固醇水平增高是导致冠心病的独立危险因素。血清总胆固醇越高，发生动脉粥样硬化的风险越大，时间也越早。血清总胆固醇每降低 1%，发生冠心病的危险性可减少 2%。

但另一方面，血清总胆固醇降到多低合适？对此，学术界长期存在争论。有人认为血清总胆固醇过低可能引发脑出血或使癌症的发病率增高，特别是对老年人，这一点可能更有意义，但这尚需大量的流行病学的证据来证实。有一些恶病质的病人，血清胆固醇可降至很低水平，这其实是重度营养不良的一种表现。目前一般认为，将血清总胆固醇保持在 2.1~5.2 毫摩尔/升（90~200 毫克/分升）范围内可能较为合适。对已有动脉粥样硬化或冠心病者，应将胆固醇降至 180 毫克/分升以下。

2. "一分为二"看膳食胆固醇：基于对胆固醇的"偏见"，很多人想从膳食中将胆固醇清除"干净"，似乎不这样作就不能维持正常的血胆固醇浓度。其实，这样做既不现实，也对健康无益。

首先，在我们过多关注血清胆固醇增高对人体可能的危害时，不要忽视正常胆固醇水平对人体的益处，例如：

胆固醇是人体细胞的重要成分；

胆固醇是很多重要激素和维生素合成的前体；

胆固醇是大脑、肝脏等重要脏器的组成部分……等等。

缺少胆固醇，则会导致一系列健康问题。

其次，胆固醇仅有约 30% 来自膳食，而 70% 则来自体内的合成。若严格限制膳食中的胆固醇，则体内合成将增加；反之，若膳食摄入的胆固醇较高，则体内合成将减少，在一般情况下，二者保持动态平衡。也许，这可在一定程度上解释为什么一些长期吃素食、膳食胆固醇摄入很低的人也可能出现血胆固醇增高。

再次，由于胆固醇通常与其他营养素（如蛋白质、部分维生素、部分常量元素和部分微量元素等）共存于膳食中，过分限制胆固醇，有可能同时限制了其他有益营养素的合理摄入，这对健康是不利的。

目前，很多国家的膳食胆固醇的摄入标准为每日不高于300毫克。对于低密度脂蛋白胆固醇（LDL）增高者，应进一步限制胆固醇摄入量，每日低于200毫克。同时，饱和脂肪酸的供能比例应小于总能量的7%。富含胆固醇和饱和脂肪的食物主要有肥肉、动物油、棕榈油、椰子油、蛋黄、动物内脏等。无论对健康人还是冠心病患者，均应少吃或不吃这些食物。但这并不意味着不能摄食动物性食品。相反，适量摄入瘦肉、鱼类、牛奶、鸡蛋或鸡蛋清等，对维持人体健康是必需的。

维生素：维护生命的要素

1. 维生素有着鲜明的"个性"：维生素，既不像蛋白质一样可以构成身体和生命活性物质，也不像脂肪和糖一样，可为人体提供能量。但一旦缺了它们，身体构成和能量供给都会出现异常，甚至中断。

机体对维生素的需要量很小，通常用毫克、甚至微克这样小的单位来计算其数量。但就是如此小的需要量，人体内却不能合成或合成量不足，因此必须经常由食物或维生素制剂作外源性补充。

食物是维生素的主要来源，但天然食物中维生素含量并不高，并且很容易在储存或烹调过程中损失。

长期摄入维生素不足或因其他原因无法满足生理需要，可影响机体的正常生理功能。如果严重维生素不足的状态持续发展下去，可导致一系列临床症状，如夜盲症、佝偻病、脚气病……。

有些维生素可在人体内储存，如维生素A等，若摄入过量还可引起急性或慢性蓄积中毒……。

2. 能正常吃饭，还要不要"补"维生素：从理论上讲，如果我们的膳食能做到"全面、均衡、适度"，例如一般每天吃250～300克主食，1杯牛奶，1个鸡蛋，150克肉，50～100克豆制品，500克左右的蔬菜和水果，25克左右的植物油等，那么，每日所需的热量和营养素（包括各类维生素）不至于缺乏，也就无需再靠其他方法补充。

然而，实际情况往往不那么理想，下述问题往往难以回避：

❀ 食品在储备、加工、烹调过程中，必然有营养素，特别是维生素的损失，在某些情况下，如烹调火候过大，时间过长等，会损失很多维生素。

🌿　很多人存在程度不同的"偏食"，如不爱吃水果、青菜等，有的则是食物种类不够广泛，长期摄食几种固定的食物，造成维生素的摄入不均衡。

🌿　很多疾病，如消化不良等，会影响膳食中维生素的吸收和利用。

🌿　在某些特殊情况下，如妊娠、哺乳等，可造成维生素的需要量增加，单靠食物供给有数量不足之嫌。

因此，对大多数人而言，在平衡膳食的基础上，科学地补充维生素是需要的。

维生素的种类很多，在饮食中有 20 多种，按照溶解性质可分为两大类：

🌿　水溶性维生素：能溶解于水而不溶解脂肪的维生素称为水溶性维生素，包括维生素 C 和所有的 B 族维生素。

🌿　脂溶性维生素：不溶于水而溶于脂肪的叫脂溶性维生素，包括维生素 A、D、E、K。

特别提示

水溶性维生素进入机体后极少在体内贮存，并很快随尿液排出体外，因此必须每天由食物提供，如果摄取不足则很容易出现缺乏症状，相反，若供给量比较大，它也会很快随尿液排出体外而不会引起中毒。脂溶性维生素进入机体后，如有多余，就储存在人体内脂肪组织内，少量的可随胆汁的分泌排出体外。由于在体内可以有一定的"存货"，所以不容易出现缺乏症。当胆道梗阻或长期腹泻时、脂类吸收不良时，脂溶性维生素的吸收也大为减少，容易缺乏。然而，过量摄入脂溶性维生素，常在体内过多蓄积，并可能引起中毒。

🍄　**维生素能提高免疫力吗？**

目前认为，维生素，特别是维生素 C 具有一定的提高免疫力、提高应激能力的作用。国外的研究表明维生素 C 能减弱部分病毒的毒力，并已有人提倡服用大剂量维生素 C 来预防感冒等病毒感染。对于 SARS 的预防，维生素 C 尚无肯定性作用，也没有证据表明维生素 C 是否有助于 SARS 病人病情的转归。但就目前经验看，仍提倡 SARS 病人补充维生素，特别是维生素 C，以提高免疫力。

维生素 A——第一个被发现的维生素

维生素 A 也称视黄醇，在人体视觉的形成中发挥着重要作用，它参与视网膜内视紫红质的合成，如果维生素 A 不足，则导致暗适应功能下降，严重时可能导致夜盲症，人们在夜间就看不清四周的东西。维生素 A 还能促进上皮细胞的生长和分化，缺乏了会出现皮肤变厚、干燥。此外缺乏维生素 A 还可能使人体对传染病的抵抗力降低，对于儿童、青少年则可能影响生长、生殖功能。维生素 A 主要存在于动物性食物中，动物肝脏、鱼肝油、鱼子、全奶及全奶制品、蛋类中含量较高。在植物性蔬菜中虽然不含维生素 A，但含有的 β-胡萝卜素，在人体内也可以转化为维生素 A，因此被称为维生素 A 原。在绿色蔬菜和黄色蔬菜、水果如菠菜、韭菜、豌豆苗、苜蓿、青椒、红薯、胡萝卜、南瓜、杏、芒果中含 β-胡萝卜素较多。胡萝卜素是脂溶性的，与油脂同食就更能促进它的吸收，例如吃炒胡萝卜丝就比生吃胡萝卜容易吸收。大约每 6 微克 β-胡萝卜素在体内可转化为 1 微克的维生素 A，有时在营养品的标签上维生素 A 的单位用国际单位（IU）表示，1IU 的维生素 A 等于 0.3 微克维生素 A。需要注意的是，维生素 A 是脂溶性维生素，如果长期过量摄入，可能在体内蓄积引起中毒。中毒的主要症状有厌食、体重不长、头发脱落、皮肤瘙痒、肝脾肿大等。

维生素 A——夜视力和角膜的保护神

维生素 A 是构成我们视觉细胞内感光物质的原材料。当维生素 A 摄入不足，或因视觉细胞内感光物质消耗增加，导致维生素 A 供不应求时，将造成夜间视力的减退，眼睛对暗光的适应能力降低，如不及时纠正，可发展成为夜盲症。

此外，维生素 A 还是维持上皮组织的重要物质。如果维生素 A 的量不足，可导致眼干燥症、角膜软化和角膜溃疡，甚至造成角膜穿孔而导致失明。

对于经常从事夜间工作的人，或长期在暗光环境中工作的人，或每日长时间使用电脑工作的人，或从事需要视力集中的工作的人，如精密仪器装配人员、飞行员、火车和汽车司机、矿工、夜行军的战士、电脑及网络工作人员、在暗室中操作的照相及洗相人员等，应特别注意维生素 A 的补充。对于处在严寒或高温环境中工作的人员，因维生素 A 需要量增大，也应注意补充。对于有肝脏疾病、长期发热和慢性腹泻的病人，也应注意补充维生素 A，以免引起继发性缺乏。

维生素 D——强身壮骨有功效

维生素 D 主要包括维生素 D_2 和维生素 D_3 两种。酵母菌或麦角固醇经紫外线照射后生成维生素 D_2，人体皮肤中含有的 7 - 脱氢胆固醇经紫外光照射后可生成维生素 D_3，因此多晒太阳，保证足够的紫外线照射，是维生素 D 的最好来源，即使膳食中没有足够的维生素 D，也不容易缺乏。维生素 D 能够促进膳食中钙磷的吸收和骨骼的钙化，缺少它就会患骨质疏松症或骨软化病。

维生素 D 和老年健康

老年人合成和利用维生素 D 的能力大大降低，早期表现为在腰背部、下肢不定期的疼痛，严重时骨皮质变薄、骨痛、容易发生骨折等现象。对于老年人来说，单纯靠晒太阳并不能获得充足的维生素 D，尤其是在冬季，需要注意饮食的补充，多选择维生素 D 丰富的食物，如海鱼、动物肝脏、蛋黄等，以及强化了维生素 A、D 的鱼肝油、奶制品或钙制剂等，同时注意摄取充足的钙质，必要时可以在医生的指导下应用维生素 D 制剂进行治疗。

补充维生素 D——谨防矫枉过正

作为脂溶性维生素的一种，仍要注意防止维生素 D 过多导致的中毒。由于缺乏营养知识或误听厂家的广告宣传，不遵医嘱过量服用甚至注射大剂量维生素 D 可能引起中毒，主要表现在低热、恶心、呕吐、头痛嗜睡等，严重者可能导致肝、肾、心血管组织的钙化，带来严重的后果。1 国际单位维生素 D_3 相当于 0.025 微克的纯维生素 D_3。我国规定老年人每日应摄入 10 微克（400 国际单位）维生素 D。一般认为长期摄入超过 2000 国际单位/日的维生素 D 就可能发生中毒。

维生素 E——强效抗氧化剂

维生素 E 又称生育酚，因为最早发现它与精子的生成和繁殖能力有关，故此得名。但是近来的研究表明维生素 E 的功能远不止此。人们发现维生素 E 是一种非常强的抗氧化剂，能够抑制脂肪酸的氧化，减少脂褐质（老年斑）的形成，并保护细胞免受自由基的损害，因此具有延缓衰老的作用。

维生素 E 在光照及热、碱和铁等微量元素存在的情况下容易氧化。食物中的维生素 E 在一般烹调条件下，损伤不多，但在高温加热时常使其活性降低。在自然界中广泛存在着多种维生素 E，其主要来源为植物油、豆油、菜籽油、芝麻油、玉米油等，它们的含量都在 50~93 毫克/100 克，还有硬果类食物如核桃、葵花子、南瓜子、松子、榛子等含量也很丰富，一般为 30 毫克/100 克左右，菌藻类食物如发菜、猴头菇、木耳含量较多。动物类食品以蛋黄、蛤类、贝类含量较高，在 10 毫克/100 克以上。由于目前我国居民烹调用油主要以植物油为主，因此不容易缺乏维生素 E。

维生素 E 对提高免疫力有帮助吗？

《美国医学杂志》报道，大剂量维生素 E 有助于提高老年人衰退的免疫功能。给 65 岁以上的老年人每日服用维生素 E 200 毫克并持续 8 个月，研究对象机体产生抗体的能力有较大幅度的提高，对包括乙型肝炎、破伤风等多种感染性疾病的免疫反应均有所增强。

维生素 E 主要存在于植物油和果仁等食品中。在很多情况下，通过药物制剂补充维生素 E 也是必要的。

维生素 C——维护免疫力的生力军

维生素 C 可能是人们最常提及的维生素了。它是白色有酸味的物质，由于它具有防治维生素 C 缺乏症（坏血病）的功效，又被称为抗坏血酸。

所谓坏血病是由于缺乏维生素 C 而引起全身性出血的一种疾病，典型的成人坏血病表现为困倦、易疲劳、皮肤干燥、毛囊角化、毛囊周围出血，牙齿松动甚至脱落，皮下出血，出现紫斑，肌肉关节疼痛。严重者可能出现内脏出血、有血尿、黑便，甚至死亡。

在早期的人类航海史上，曾发生过多起因维生素 C 缺乏而失败的惨痛教训。随着人们对于维生素 C 功效的了解，近年来典型的坏血病已很罕见。只有非典型的潜伏性坏血病，它的症状主要表现为容易困倦、疲劳、牙龈出血。人类由于缺乏合成维生素 C 的酶，因此必须由食物供给。维生素 C 在消化道中可以全部被吸收，但当摄入量过大（超过 100mg），则吸收率下降，未被吸收的维生素 C 由尿液排出。抗坏血酸主要功能是对酶系统的保护、调节、促进催化的作用，同时是一种强抗氧化剂，在体内防止过氧化作用，对于心脑血管具有保护作用。维生素 C 在体内还协助铁、钙的吸收，以及叶酸的利用。此外维生素 C 在预防动脉粥样硬化，降低胆固醇中发挥重要作用。

维生素 C 是人体需要量最大的一种维生素，成人每日供给 60 毫克，能够满足生理需要。含维生素 C 最多的食物是新鲜蔬菜和水果。青菜、韭菜、雪里蕻、菠菜、芹菜、花椰菜、柿椒等绿色蔬菜以及柑橘、山楂等水果都含有较高的维生素 C。红枣、酸枣、苋菜、猕猴桃、沙棘等含量更高，有的甚至 100 克中含量超过 100 毫克。

维生素 C 与免疫

免疫是动物对异己抗原所发生的反应过程，整个机体都存在着免疫系统如免疫分子、免疫组织，免疫细胞等。免疫系统包括非特异性免疫和特异性免疫，非特异性免疫是机体在长期的进化过程中不断地与进入体内的各种抗原物质产生反应而逐渐建立起来的一系列防卫功能。在非特异性免疫中，生理屏障如皮肤、黏膜等是抵抗病原体侵入的第一道防线。而组成这些生理屏障的主要成分，需要维生素 C 催化羟基化反应。缺乏维生素 C，机体的免疫功能会下降，对异体组织的控制能力下降，尤其是 T 淋巴细胞。我们已知前列腺素 E_1 具有调节 T 淋巴细胞的作用，而它的形成离不开维生素 C。动物实验表明，当豚鼠饲料中缺乏维生素 C 时，T 淋巴细胞内抗坏血酸盐含量降低，可使异体移植皮肤存活；当饲料中添加充分的维生素 C 后，免疫功能恢复，异体移植皮肤受到排斥。

美国国家健康学院的科学家也进行了一系列试验，第一项试验是在人的中性粒细胞中。这种细胞在人体系统中起着很重要作用：它们吸入有害细菌，对癌症的预防是很重要的。当中性粒细胞感觉到细菌时，开始变得活跃，并同时吸纳维生素 C，直到其浓度大于它们周围的浓度。它们在杀死细菌的过度中产生氧化剂，同时使用维生素 C 作为一种抗氧化剂，能够保护自己不受破坏。

维生素C与感冒

美国诺贝尔奖金获得者波林博士指出，如果每天服用 1 克左右的维生素 C，可使感冒率减少 45%，病程缩短 60%。加拿大德森教授为此做了一个实验：把 1000 名自愿服用维生素 C 的人分为两组，让一组人每天服用 1 克维生素 C 口服丸剂，另一组服用的是安慰剂（不含维生素 C）。结果发现。前组人中有 76% 整个冬天没患感冒，而后组人中仅有 18% 免于感冒，而且前者感冒病程比后者短 52%。

研究表明，维生素 C 可以促进前列腺液和淋巴液分泌，使机体产生干扰素和抗毒素，从而起到抗病毒作用。另外，它还可以沟通呼吸器官和促进血液循环，增加人体需要的氧气。调查发现，感冒 24 小时后，体内维生素 C 下降到接近坏血病的水平；吸烟、饮酒、服药均可导致机体内维生素 C 下降。

每日需要多少维生素C

对维生素 C 合理的需要量，各个国家的官方营养推荐量标准有所不同。人体内维生素 C 的贮存量约为 1500 毫克，根据每日代谢 4% 计算，每日约有 60 毫克维生素 C 被代谢。因此，美国国家科学院的膳食推荐量委员会在 1986 年提出维生素 C 供应量为成人每日 60 毫克；德国营养学会的推荐建议为 75 毫克；中国营养学会（CNS）建议成人每日摄取 60 毫克维生素 C。但很多研究证明，这一剂量对于增强机体的抗病能力可能是不够的。

来自美国国家健康学院的研究报告表明：维生素 C 的最佳摄入量可以帮助人体阻止许多疾病的产生。科学家们先从人体对维生素 C 的吸收量开始研究。他们将供给人体的维生素 C 的量加大，结果发现，当达到每日 200 毫克时，摄入的维生素 C 几乎完全被吸收；当剂量增加到每日 400 毫克时，维生素 C 的吸收量不再增加。因此，目前认为，在一般情况下，每日在正常膳食的基础上，通过维生素 C 制剂补充 300 毫克维生素 C 是安全而有效。鉴于吸烟者对维生素 C 的需要量较不吸烟者增加，故有人主张吸烟者需要每天口服 500 毫克维生素 C 补充剂。

如何通过食物补充维生素C

食物是补充维生素 C 的最佳途径。

大量摄入新鲜的水果和蔬菜，或饮用鲜榨橙汁等，都是补充维生素 C 的好办法。在各类水果蔬菜中，猕猴桃、山楂、草莓、柠檬、柑橘、油菜、荠菜、菜花、辣椒、枣、韭菜、卷心菜、小白菜等都是维生素 C 的良好食物来源。

在这些水果中，猕猴桃被称为"维生素 C 之王"。

猕猴桃果肉绿似翡翠，清香诱人，吃起来甜中带酸，口味清香，吃过后回味绵长，特别爽口。因其独特的风味和营养价值，已成为世界上的热门水果，被誉为"果中珍品"、"维生素 C 之王"。

猕猴桃富含大量的维生素 C。在每百克鲜果中含有维生素 C 100～400 毫克，比柑橘高 5～10 倍，比苹果和梨高 20～30 倍，所以有"维生素 C 果"的美称。果实中还含有人体所需要的氨基酸及果酸、鞣酸、柠檬酸和钙、磷、钾、铁等多种矿物质元素，是一种独特的营养水果。

猕猴桃还具有很高的药用价值。经临床验证，猕猴桃对急性黄疸性肝炎、消化不良、食欲缺乏、呕吐、烧烫伤及维生素 C 缺乏等，均有一定疗效。

此外，猕猴桃的果胶对铝、汞或其他中毒性职业病有解毒作用，对放射性损伤也有一定的治疗作用。猕猴桃对防治胃肠道肿瘤和乳腺肿瘤有一定疗效。因此，有人将它称之为"药桃"。1978 年，猕猴桃被正式列入《中国药典》。

维生素C在烹调中会被破坏

维生素 C 为所有水溶性维生素中最易遭破坏的维生素。长时间烹煮和高温加热均可造成维生素 C 大量损失。此外，碱性条件，日光照射，切碎、破损的蔬菜暴露在空气中或长时间浸泡，烹调过程中"弃汤"等，均可使维生素 C 受到极大的损失。因此，必须掌握科学的贮藏、加工和烹调的方法，如蔬菜要先洗后切，切好即炒，炒好即吃；不要将青菜切碎后再洗，更不宜长时间浸泡；不要轻易挤菜汁等等，以最大限度减少食物中维生素 C 的损失。

维生素C是否"多多益善"

与任何药品一样，长期大剂量服用维生素C也可导致一系列不良反应。目前收集到的主要问题如下：

（1）大剂量使用维生素C后一旦停服，人体会产生"停药反应"，体内所含维生素C量反而下降。

（2）生长期儿童过量（每日多于3克）服用维生素C会影响钙磷的吸收，日服4克可致尿路结石。

（3）对于痛风病人，大剂量服用维生素C可引起尿酸剧增，加重症状或诱发急性发作。

（4）每日服用维生素C1～4克，即可促使小肠蠕动加速，以致出现腹痛、腹泻等症。

（5）长期大量口服维生素C，会发生恶心、呕吐现象。同时，由于胃酸分泌增多，能促使胃及十二指肠溃疡病疼痛加剧，严重者还可酿成胃黏膜充血、水肿，导致胃出血。

（6）长期大量服用维生素C，还可减少肠道对维生素B_{12}的吸收，使巨幼红细胞性贫血患者的病情加重。

（7）某些人可能对维生素C过敏，大量服用后出现皮疹、恶心、呕吐，严重时可发生过敏性休克。

由此可见，维生素C绝非多多益善，千万不可滥用。

同时，国内的研究表明，当每餐服用200毫克维生素C时，可使胃液中的亚硝酸盐得到分解，从而防止亚硝胺的合成。而一次服用600毫克时虽然血中的维生素C含量可以提高，但胃液中的维生素C含量不能持续提高。因此，目前大多主张分次服用合适的剂量，才能使维生素C发挥功效。

维生素B_1——抗神经炎因子

维生素B_1又叫硫胺素或抗神经炎因子，人体每天摄入1～2毫克就能满足需要，但如果供给不足将给人体健康带来很大的麻烦，最严重的表现是"脚气病"。这种疾病与百姓常见的"脚气"或"脚癣"是完全不同的两种疾病，这种

由于维生素 B_1 供给不足所引起的缺乏病，比"脚气"可严重多了。成人患脚气病首先出现体弱、易疲倦，然后表现为头痛、失眠、眩晕、食欲不振、消化不良等症状，此时如果不补充维生素 B_1 就可能继续发展为三种类型的脚气病。干性脚气病表现为肢端麻痹或功能障碍等多发性神经炎症状；湿性脚气病主要表现为心衰、肺水肿等症状。维生素 B_1 的食物来源非常丰富，粮谷类、薯类、豆类、酵母、硬果类、动物的心、肝、肾、瘦肉、蛋类等都是其丰富的来源。其中谷类和胚芽中含量最高，但是维生素 B_1 与食物的加工方法和烹调密切相关。如果把粮食碾磨得太细，去掉了米糠、麸皮，将丢失 80% 的维生素 B_1。多次用水搓米，煮饭去米汤，在煮粥、煮豆或蒸馒头时加碱也会造成硫胺素大量破坏。因此预防脚气病首先就要注意合理搭配食物与正确的烹调方法。选主食时应粗细搭配，吃得杂些、粗些，脚气病就不会再威胁神经功能了。

维生素 B_2 与 "烂嘴角"

维生素 B_2，又称核黄素。是一种黄色物质，如果人体摄入核黄素的制剂，主要经尿排出，尿液也会呈黄色。人体每天需要 1~2 毫克核黄素就能维持健康，但是由于核黄素参与体内广泛的代谢过程，如果供给不足，还真让人不好受。核黄素是机体中许多酶系统重要辅基的组成成分，对维持正常的物质代谢和能量代谢有重要作用。缺乏维生素 B_2 经常会出现老百姓常说的"烂嘴角"，老一辈人说是上火了，让喝些清热解毒的绿豆汤等，其实这是缺乏核黄素的常见表现，例如口角炎，嘴角、嘴唇发红甚至溃烂，还有鼻翼两侧的脂溢性皮炎等。严重缺乏核黄素还可能引起结膜炎、眼睑炎、角膜血管增生、畏光等症状。核黄素广泛存在于动植物食品中，动物的内脏（心、肝、肾）中含核黄素最高，每 100 克中可含 2 毫克左右。奶类及奶制品、蛋类含核黄素也高。鱼类中以鳝鱼的含量最高。植物性食物中干豆类和绿叶蔬菜也含有较多的核黄素。但谷类中的含量与加工方法和烹调方法密切相关，涝、煮的损失率都较大，如小米煮后核黄素的保存率仅剩 30%。

叶酸与贫血的关系

对于叶酸的了解是近代的事情。1945 年，科学证明治疗恶性贫血除了需要维生素 B$_{12}$ 以外还需要一种物质，因为首先发现它是存在于菠菜的叶子里。就将其命名为叶酸。叶酸的最重要功能是它参与核酸代谢，在蛋白质合成以及细胞分裂生长过程中起着非常重要的作用，人体缺乏叶酸就会使红细胞成熟过程受阻，从而导致恶性贫血。缺乏叶酸的临床表现为巨幼红细胞性贫血、舌炎及胃肠功能紊乱。患者可出现为衰弱、苍白、精神萎靡、健忘、失眠等症状，儿童缺乏还会导致生长不良。人体缺乏叶酸的可能原因很多，摄入量不足、消化吸收不良、需要量增加、代谢紊乱和丢失过多都会造成叶酸缺乏。叶酸的食物来源并非只是存在于叶子里，它广泛存在于各种动植物食品中，动物肝脏、肾脏和蛋类、鱼类、酵母、绿叶菜、坚果、大豆制品中都含有丰富的叶酸，而根茎类蔬菜、番茄、玉米、洋葱、猪肉等则含量甚少。根据世界卫生组织的推荐，成人每日应供给 400 微克的叶酸。

如何补充维生素？

补充维生素大致包括两类途径：

(1) 从自然膳食中补充。

以下列出主要维生素的食物来源，以供参考：

维生素 A：动物肝脏、蛋黄、鱼肝油、番茄、胡萝卜、红薯等；

维生素 D：充足的光照、鱼肝油、蛋黄、牛奶等；

维生素 E：植物油；

维生素 B$_1$：粗粮、豆类、花生、瘦肉、内脏及干酵母等；

维生素 B$_2$：蛋黄、河蟹、鳝鱼、口蘑、紫菜等；

叶酸：动物肝脏、水果、蔬菜、麦麸等；

维生素 B$_{12}$：肉、乳及动物内脏等；

维生素 C：新鲜蔬菜水果等。

(2) 服用适量的维生素药物制剂。

应特别注意选择有卫生部部颁批号的药品。这些维生素药品属于非处方药 (OTC)。

维生素药片能替代蔬菜和水果吗？

前面提高新鲜蔬菜水果是维生素 C 的良好来源，由此，一些原本不爱吃蔬菜和水果的人认为，每日服用一定量的维生素 C 药片就可以"替代"水果和蔬菜。其实，这是一种认识上的误区。

维生素 C 的确主要来自蔬菜和水果，但蔬菜和水果所提供的营养素可远远不止维生素 C 一种，还包括其他水溶性维生素、大量的膳食纤维、矿物质等。研究表明，在某些恶性肿瘤的预防上，新鲜蔬菜和水果的营养作用，是任何维生素和微量元素药物制剂所不能替代的，其机制尚待研究。

因此，应明确的是，每日食用大量的新鲜水果和蔬菜，与每日服用适宜剂量的维生素 C 药片，两者相互辅助，但不能相互替代。

什么是矿物质，有什么主要功能？

矿物质是构成人体组织和维持正常生理功能所必需的各种元素的总称，是人体必需的七大营养素之一。人体中含有的各种元素，除了碳、氧、氢、氮等主要以有机物的形式存在以外，其余的 60 多种元素统称为矿物质（也叫无机盐）。其中约 21 种为人体营养所必需。钙、镁、钾、钠、磷、硫、氯七种元素含量较多，约占矿物质总量的 60% ~ 80%，称为宏量元素。其他元素如铁、铜、碘、锌、硒、锰、钼、钴、铬、锡、钒、硅共 14 种，存在数量极少，在机体内含量少于 0.005%，被称为微量元素。虽然矿物质在人体内的总量不及体重的 5%，也不能提供能量，可是它们在体内不能自行合成，必须由外界环境供给，并且在人体组织的生理作用中发挥重要的功能。矿物质是构成机体组织的重要原料，如钙、磷、镁是构成骨骼、牙齿的主要原料。矿物质也是维持机体酸碱平衡和正常渗透压的必要条件。人体内有些特殊的生理物质如血液中的血红蛋白、甲状腺素等都需要铁、碘的参与才能合成。

在人体的新陈代谢过程中，每天都有一定数量的矿物质通过粪便、尿液、汗液、头发等途径排出体外，因此必须通过饮食予以补充。但是由于某些微量元素在体内，其生理作用剂量与中毒剂量极其接近，因此过量摄入不但无益反而有害。根据无机盐在食物中的分布以及吸收情况，在我国人群中比较容易缺乏的矿物质有钙、铁、锌。如果在特殊的地理环境和特殊生理条件下，也存在碘、氟、硒、铬等缺乏的可能。

钙——人体内含量最多的矿物质

钙是人们最熟悉的一种矿物质，很多人都知道骨头中有钙。钙也确实是构成骨骼、牙齿的重要成分，成人体内总共含钙1200克左右，其中99%都集中在骨骼和牙齿中，其余1%存在于软组织、细胞外液、细胞内液和血液中，这部分钙统称为混溶钙池。它与骨头中的钙保持动态的平衡，骨中的钙不断从破骨细胞中释放出来进入钙池，钙池中的钙又不断沉积到成骨细胞中，从而使骨骼不断更新。虽然钙池中的钙仅占总量的1%，却担负着生命中重要的生理功能，例如心脏的正常搏动、神经肌肉的兴奋性传导，都必须有一定浓度钙离子的参与。如果血钙过低，神经肌肉兴奋性就增高，从而引起抽搐；血钙过高，就会抑制神经肌肉的兴奋性。此外，钙还参与凝血过程，以及维持细胞膜的正常功能。儿童缺钙可能患佝偻病、手足抽搐症、生长发育障碍等。成人缺钙就会发生骨质软化症、骨质疏松症。食物中钙的来源以奶类及奶制品最好，奶类不但含钙量高且吸收率也高，是最理想钙源。蛋黄和鱼贝类含钙也高，虾皮、海带、芝麻酱含钙量也很丰富，但由于其口味的特点使之难以摄入过多，因此不做为补钙的主要方式。植物性来源的豆类、蔬菜中也含有较高的钙量，但同时含有较高的植酸、草酸而利用率不高。因此，骨质疏松等疾病的患者应注意补充奶类及其制品或适当加服钙制剂。此外，为了促进钙吸收利用，还应当多晒太阳或补充适量的维生素D。

微量元素的食物来源

锌主要来自牡蛎、牛肉、海产品、动物内脏及烤麦芽等；
铜主要来自谷类、豆类、硬果、瘦肉、土豆、葡萄及贝类等；
硒主要来自海产品、禽肉类、鸡肉、鸡蛋及香菇等；
锰主要来自硬果、海产品等。

微量元素与免疫

科学家对铁、铜、锌等必须微量元素与免疫功能关系的研究表明，如果人体缺乏这些元素，就可引起体液性、细胞性的特异免疫反应和非特异免疫功能不全。随着免疫功能的抑制，机体感染和肿瘤的发生率升高。

    🍁 铁缺乏患者，主要引起 T 细胞数减少而且可抑制活化 T 淋巴细胞产生"巨噬细胞移动抑制因子"，中性粒细胞的杀菌能力也减退，因此可导致对感染敏感性的增加。

    🍁 缺乏铜元素，也可使单个核细胞数和 T 细胞数量减少，使淋巴细胞对抗原反应的能力减退。缺乏铜的小鼠，其白细胞介素的水平仅为正常鼠的 40%~50%。并发现在患各种感染时，血清铜升高，刺激并增加肝脏合成和释放铜蓝蛋白，有利于抵抗微生物的侵袭。而血铜升高主要与中性粒细胞及巨噬细胞被激活时分泌一种白细胞内源性物质有关，该物质随流到相关的靶细胞，并发挥重要的免疫调节及杀菌功能。

    🍁 锌缺乏主要导致 T 细胞功能明显下降，抗体产生能力降低。并证实 T 辅助细胞是一类依赖锌的细胞亚群。人与动物缺锌则生长迟缓，胸腺和淋巴组织萎缩，容易感染。动物实验表明，妊娠中、后期锌不足可使下一代抗体产生能力降低。人患锌缺乏症时，血中胸腺活性、IL-2 活性，以及 T 细胞的亚群比例，T 杀伤细胞的活性都可降低。锌还可调节白细胞分泌 TNF、白细胞介素 Iβ 以及白细胞介素 -6，它在 T 淋巴细胞中有独特的作用。

    总之，铁、铜、锌微量元素的不足，对细胞免疫功能的抑制是客观存在的，如能合理地补充微量元素将为免疫功能失调者细胞免疫功能的恢复提供一条新的途径。

    此外，值得重视的是汞、镉、金和铍等重金属元素如超标而污染环境或由使用的药物中含有上述元素而积累，都可引起某些自身免疫病。因此如何有效地保护环境，减少重金属的污染，也是防止免疫性疾病的一项重要措施。

🍄 铁——人体含量最多的必需微量元素

    铁在微量元素中排行"老大"，它是人体必需的微量元素中含量最多的一种，人体内总共含铁约 4~5 克，其中 60%~70% 存在于血红蛋白中，参与氧气的转运、交换和组织呼吸过程，负责把氧气输送到身体的各个角落，并将组织细胞所产生的废物二氧化碳排出体外。膳食中铁摄入不足或损失过多时，可引起铁缺乏甚至缺铁性贫血。缺铁性贫血目前是全世界普遍存在的营养缺乏病，以女性最常见。患缺铁性贫血常有食欲不振、烦躁不安、精神萎靡、疲乏无力、心慌气短、头晕眼花、耳鸣、记忆力减退等症状。查体可以发现眼睑、嘴唇、指甲苍白，查血可以发现血红蛋白低于正常。食物中的铁可以分为血红素铁和非血红素铁两大类。前者主要存在于动物性食品中，如动物肝脏、全血、肉类、鱼类中，能够与血红蛋白直接结合，因此生物利用度高；后者主要存在于植物性食品中，如深绿色蔬菜、黑木耳、黑米等，必须经胃酸分解后，再还原成亚铁离子才能被吸收，因此胃酸缺乏和很多膳食因素（草酸、植酸、膳食纤维）等都会妨碍它的吸收，生物利用率低，并不是铁的良好来源。因此应每天保证吃 100~150 克动物类食物，每周都吃些动物肝、血等含血红素铁多的食物。此外，维生素 C 也能够帮助铁的吸收利用，需要多吃些含维生素 C 高的新鲜蔬菜、水果，必要时同时补充维生素 C 和亚铁制剂，以保证吸收足够的铁。

锌——"生命的火花"

锌是机体正常生长发育过程中必不可缺的微量元素，被人们给予"生命的火花"的荣誉。成人体内含锌约 1.4~2.3 克，几乎人体内所有的器官均含有锌。锌是许多金属酶的组成成分或酶的激活剂，大约有 200 多种参与组织、核酸、蛋白质的合成及一系列生化反应的酶都与锌有关。缺锌就会使这些酶的活性下降，从而影响核酸、蛋白质的合成，导致胎儿生长发育迟缓并影响性器官的正常发育。一般说来，缺锌对正值生长发育期的儿童危害较大，当儿童缺锌时表现为食欲不振、味觉减退和异食癖（喜食泥土、粉笔、炉渣等）、生长迟缓，严重时可出现侏儒症。缺锌还会影响精子的形成，导致性幼稚。此外缺锌还可能表现在伤口不易愈合、皮肤粗糙、机体抵抗力低下等症状。由于胰岛素的形成与发挥功效中，锌占据非常重要的位置。预防缺锌的最好办法就是多吃富含锌的食物。一般来说，高蛋白质的食物含锌都较高，瘦肉、蛋类、奶类等动物性食物均是锌的可靠来源，不但含锌多，其利用率也高。海产品也是锌的良好来源，其中以贝类如牡蛎中含锌最高。植物类食物如蘑菇、硬果类食物中也含有较多的锌。而精白米面、蔬菜、水果等则含锌量少，并且利用也差。食物补锌很少发生锌中毒，但是以锌制剂药物或保健品补锌时，就要防止锌摄入过多而发生中毒。因此只有存在明显的缺锌症状时才能在医生的指导下服用锌制剂，切勿乱服滥用。

铬的作用——"葡萄糖耐量因子"

　　铬对人体的影响是近几年才有所了解，人们称它为"葡萄糖耐量因子"。由于我国的传统饮食习惯讲究以主食为主，粗细粮搭配，铬的来源丰富，因此很少缺乏铬，似乎缺铬只是西方饮食的"专利"。然而随着生活水平的提高以及西方膳食习惯在我国的渗透，越来越多的人，开始以肉食和副食作为主要食物来源，粮食在餐桌上的比例越来越少，这使缺铬的问题日益严重。人体中含铬量极少，而且只有三价铬才能发挥生理作用。它主要存在于骨、脑、肌肉、皮肤中，并随着年龄的增长而逐渐减少。铬参与蛋白质和核酸的代谢，促进血红蛋白的合成，还能够促进儿童的生长发育；铬能抑制脂肪酸和胆固醇的合成，从而起到降低血中甘油三酯、胆固醇、低密度脂蛋白的作用，饮食缺铬使发生动脉粥样硬化和冠心病的危险增加。铬最重要的作用还是促进胰岛素的功能。长期缺铬的人，胰岛素的作用降低，使血糖的氧化很缓慢，最终出现高血糖症状，而补充铬后就使糖耐量明显改善。富含铬的食物有酵母、牛肉、肝脏、粗粮、蘑菇、啤酒、土豆、麦芽，蛋黄、带皮的苹果等。由于食物过多的精细加工是膳食缺铬的重要原因，因此建议不要总是选用过于精细的食品，多进行粗细搭配。需要了解的是铬缺乏固然对健康不利，但摄入过多也容易发生铬中毒，常表现为口腔炎、齿龈炎、肾炎等。我国推荐成人膳食铬的安全摄入量为50～200微克。

硒——保护心肌有奇效

　　硒是人体必需的微量元素，人体的各个组织中都含有硒。硒是谷胱甘肽过氧化物酶的组成部分，通过这种酶来发挥其抗氧化作用，从而防止过氧化物在细胞内的堆积，保护细胞膜的功能。硒对于维持心肌纤维、血管的正常结构和功能发挥重要作用。1973年我国学者首先证实了硒缺乏是引起克山病的主要因素之一，这种疾病主要侵害育龄妇女和儿童，使谷胱甘肽过氧化物酶活力下降，心脏扩大，心功能不全，心律失常。补充了硒以后收到良好的效果。含硒的谷胱甘肽过氧化物酶和维生素E可以减轻视网膜上的氧化损伤，保护视力。硒的另一项重要功能是其解毒作用，它对金属有很强的亲和力，能够与体内的重金属结合并排出体外，从而缓解镉、汞、铅等引起的毒性。硒还可以降低黄曲霉毒素 B 的毒性而对肝脏细胞有保护作用。动物性食物如动物类的肝脏、肾脏、海产品和肉类中含硒较多，是硒的良好来源。而谷类等植物性食物含硒量则随着其种植土壤含硒量高低而不同，在土壤含硒量低的贫困地区，应特别注意预防硒缺乏。值得注意的是硒的需要量和中毒量相差不多，少了不够，但多了又容易中毒，因此如果需要补硒，也要注意避免补充过量。我国推荐成人每日的供给量为 50 微克。

水——生命之源

水是人体赖以维持基本生命活动的必要物质，人对水的需要仅次于氧气。水是人体的构成成分，在人体所有成分中水的含量最多，约占体重的 2/3。一个人短期不吃饭，只要能喝到水，即使体重减轻 40%，也不至于死亡。但如果几天喝不上水，机体失水 6% 以上，就会感到乏力、无尿，失水达 20% 时人就会死亡。因此水是生命之源，也是人类必需的七大营养素之一。水是良好的溶剂，有利于营养素在体内的吸收和运输，并能及时地将代谢产物排出体外。水也有利于血液循环和调节体温。在暑期往往气温比体温还高，人就会大量出汗，使水分蒸发，并有助于降低体温。冬天时，由于水的潜热较大，外界体温变化也不会影响体温恒定。当人体缺水时，消化液的分泌减少，引起食欲不振，精神不爽和疲乏无力。

一般来说，成人每日约需 2500 毫升水，其中约有 1200 毫升来自于饮水，1000 毫升来自于食物中的水（如蔬菜、水果、米饭、馒头、豆类、奶类等中都含有一定量的水，参见表 3），其余 300 毫升水来自于体内代谢产生的水。人们每日用水量应随气温、身体状况、劳动强度的不同而有所调整。比如夏季或活动量较大时，需水量可达 4000 毫升，因此不要等到口渴时才想起喝水，应每天保证充足的水量。当患有慢性肾功能衰竭或心功能不全时，应根据医生的建议适量限制饮水，防止体内存水过多而加重机体的负担。当然饮水也要注意饮水卫生，需要防止饮用水中可能超标的氟、氯、汞、砷等对人体的危害而造成不良后果。

表3 常见食物中的含水量

食物名称	数量	含水量（毫升）
米粥	50 克	400～440
米饭	50 克	120～130
面条（带汤）	50 克	200～250
面条（不带汤）	50 克	100
牛奶	1 袋	200
馄饨	50 克	350～400
饺子	50 克	60～80
包子	50 克	40～50
馒头	50 克	20～25
鸡蛋羹	1 份	150
煮鸡蛋	1 个	25～30
橘子	100 克	50
苹果	100 克	85
香蕉	100 克	77
梨	100 克	89
桃	100 克	88
葡萄	100 克	88
黄瓜	100 克	96
松花蛋	100 克	67

膳食纤维——人体的"清道夫"

膳食纤维通常是指植物性食物中不能被人体消化吸收的那部分物质。从化学结构上看膳食纤维也属于碳水化合物（糖类）的一种，但以前人们一直认为它们是食物中的残渣废料而不加重视。近年来的多项科学研究表明，不少疾病的发生与缺少膳食纤维有关，膳食纤维才得以崭露头角，并随着人类进食的日益精细而越来越受到人们的青睐。

按照化学结构，膳食纤维分为纤维素、半纤维素、木质素和果胶四大类，它们不能被人体吸收却在体内发挥重要功能，担当了健康卫士的角色。膳食纤维有刺激肠道蠕动、增加肠内容物的体积、减少粪便在肠道中停留的时间等作用。增加膳食纤维摄入量，能有效地防治便秘、痔疮，预防结肠癌、直肠癌。膳食纤维还能减少脂肪、胆固醇在肠道的吸收，并促进胆固醇和胆酸从粪便排出，因而有降血脂、降胆固醇的作用。此外，膳食纤维中的果胶能延长食物在胃内停留的时间，延缓葡萄糖的吸收速度，而降低过高的血糖，改善糖尿病症状。增加膳食纤维的摄入，还具有减轻肥胖、预防乳腺癌和改善口腔牙齿功能等作用。

根据膳食纤维在水中的溶解性可以划分为可溶性纤维和不可溶性纤维两大类，前者包括水果中的果胶，海藻中的藻胶以及由魔芋中提取的葡甘聚糖等，魔芋盛产于我国四川等地，主要成分为葡甘聚糖，其能量很低，吸水性强，在体内吸水后可以膨胀到 300～500 倍。很多科学研究表明，魔芋有降血脂和降血糖的作用及良好的通便作用。不可溶性纤维包括纤维素，木质素，半纤维素等，主要存在于谷物的表皮，全谷类粮食，其中包括麦麸、麦片、全麦粉及糙米、燕麦、荞麦、莜麦、玉米面等以及水果的皮核，蔬菜的茎叶、豆类及豆制品等。

可溶性纤维在胃肠道内与淀粉等碳水化合物交织在一起，而延缓它们的吸收和胃的排空，因此可以起到降低餐后血糖的作用，还能对于腹泻者有一定缓泻的作用。不可溶性纤维对人体的作用首先在于促进胃肠道蠕动，加快食物通过胃肠道的速度，减少在胃肠内的吸收。其次，不可溶性纤维在大肠中能够吸收水分软化粪便，而起到防治便秘的作用。膳食纤维是目前营养学界认定的第七类营养素。我国人民的传统膳食常以谷类食物为主，并辅助以蔬菜、水果类，所以本无缺乏膳食纤维之虞，但随着生活水平的提高，食物越来越精细化，动物性食物所占比例大大增加，膳食纤维的摄入量却明显降低了。因此，适当增加膳食中谷物，特别是粗粮的摄入，多吃新鲜蔬菜、水果是有益的。

十大营养缺乏信号及其对策

缺不缺营养素，这是很多人关心、但却不容易回答的问题。

如果我们借助综合复杂的生化分析方法，进行深入细致的膳食调查、营养评价和人体组成测量，可以明确诊断是否存在某种营养素的缺乏及其缺乏的程度，但为之付出的代价不仅是耗费大量的时间、精力、金钱，更需要在专业机构、由专业技术人员进行测定和评价。毕竟，不是所有的人都具备这样的条件。对绝大多数普通人士而言，还需要寻找一些更为简单、易行、安全和经济的方法。

有的朋友也许要问，是否想吃什么东西，体内就缺乏什么营养？不然。现代医学和营养学已经明确，"想吃"的东西和实际缺乏的营养之间没有任何联系。硬将二者结合起来，是一种朴素的想法，却没有任何科学依据。

那么，有没有其他办法吗？有，并且就来自我们自己的身体。她"有意无意间"向我们发出种种营养缺乏的信号，在提醒我们迅速找出应对之策。

现在，就看我们能否及时、敏感地捕捉到这些信号了！

信号 1 ——头发干燥、变细、易断、脱发

❀ 可能的营养缺乏：蛋白质、能量、必需脂肪酸、微量元素锌。

❀ 营养对策：每日保证主食的摄入，以最为经济的手段为机体提供足够的能量；每日保证 150 克瘦肉、1 个鸡蛋、250 毫升牛奶，以补充优质蛋白质，同时可增加必需脂肪酸摄入；每周摄入 2~3 次海鱼，并可多吃些牡蛎，以增加微量元素锌。

信号 2 ——眼夜晚视力降低

❀ 可能的营养缺乏：维生素 A，夜晚视力降低可能是维生素 A 缺乏的早期表现，如果不及时纠正，可能进一步发展为夜盲症，并出现角膜干燥、溃疡等。

❀ 营养对策：增加胡萝卜和猪肝等食物的摄入。两者分别以植物和动物的形式提供维生素 A，后者吸收效率更高。应注意的是，维生素 A 是溶解于油脂而不溶解于水的维生素，因此用植物油烹炒胡萝卜比生吃胡萝卜维生素 A 的吸收效率大为提高（前者有油脂作为维生素 A 吸收的载体）。此外，由于猪肝含有较高的饱和脂肪和胆固醇，不宜大量进食，以每周吃 1~2 次，每次不超过 3 两（150 克）为宜。

信号 3 ——舌炎、舌裂、舌水肿

❀ 可能的营养缺乏：B 族维生素

❀ 营养对策：洗米、蒸饭等可造成 B 族维生素的大量丢失。长期进食精细米面、长期吃素食，同时又没有其他的补充，很容易造成 B 族维生素的缺失。为此，应做到主食粗细搭配、荤素搭配。如果有吃素的习惯，应注意进食豆类制品和蛋类制品，并每日补充一定量的复合维生素 B 族药物制剂。

信号 4 ——牙龈出血

❀ 可能的营养缺乏：维生素 C。

❀ 营养对策：维生素 C 是最容易缺乏的维生素，因为它对生存条件的要求较为苛刻，光线、温度、储存和烹调方法都会造成维生素 C 的破坏或流失。因此，每日均应大量进食新鲜蔬菜和水果，最好能摄入 500 克左右的蔬菜和 2~3

个水果，其中，蔬菜的烹调方法以热炒和凉拌结合为好。富含维生素 C 的蔬菜包括豌豆苗、韭菜、油菜、青椒等；富含维生素 C 的水果包括柑橘、草莓、鲜橙、柿子等。

信号5 ——味觉减退

🍁 可能的营养缺乏：锌。

🍁 营养对策：适量增加贝壳类食物，如牡蛎、扇贝等，是补充微量元素锌的有效手段。另外，每日满足 1 个鸡蛋、150 克红色肉类和 50 克豆类也是补充微量元素锌所必需的。

信号6 ——嘴角干裂

🍁 可能的营养缺乏：核黄素和烟酸。

🍁 营养对策：核黄素在不同食物中含量差异很大。动物肝脏、鸡蛋黄、奶类等含量较为丰富。为此，每周应补充 1 次（100～150 克）猪肝、每日应补充 250 毫升牛奶和一个鸡蛋。应注意对谷类食品进行加工可造成维生素 B_1 的大量丢失，如精白米维生素 B_1 保存率仅有 11%，小麦标准粉维生素 B_1 保存率仅有 35%，因此主食应注意粗细搭配。而烟酸主要来自动物性食物，特别是猪肝、鸡肝等。

信号7 ——皮肤干燥、粗糙

🍁 可能的营养缺乏：维生素 A。

🍁 营养对策：参见"信号2"。

信号8 ——皮肤淤斑

🍁 可能的营养缺乏：维生素 C。

🍁 营养对策：参见"信号4"。

信号9 ——肢体感觉异常或丧失、运动无力

🍁 可能的信号缺乏：B 族维生素。

🍁 营养对策：参见"信号3"。

信号10 ——肌肉萎缩

🍁 可能的信号缺乏：蛋白质和能量。

🍁 营养对策：参见"信号1"。

第五篇 丰富多彩的食物

"功高盖世"的谷类

在我们的膳食里，谷类被称作"主食"，一日三餐都离不开它。

常见的谷类有大米、小米、小麦、高粱、荞麦等等。谷类对人们的最大贡献就是为我们提供身体所需要的能量。每当我们吃进 50 克米或者面所制作的米饭、馒头、面条或粥类，就可以从中获得约 730 千焦（175 千卡）的能量。谷类在人类进化的过程中提供了充足的能量，保证人类大脑的进化，说其"功高盖世"并不为过。谷类还提供相当数量的 B 族维生素和矿物质，此外还有少量的膳食纤维。目前我国居民膳食中 60%～80% 的能量是由谷类提供的。以肉类和油脂为主要能量来源的西方膳食正面临高发生率的冠心病、高脂血症的严峻挑战。英美科学家均看好东方膳食的益处，建议其国民增加谷类食物的摄入。但是谷类中蛋白质的营养价值较低，并且缺乏赖氨酸，因此在进食谷类时应搭配着鸡蛋、瘦肉、牛奶、豆制品等食品，发挥互补效应，提高谷类蛋白质的营养价值。

由于谷类中的 B 族维生素以及矿物质均存在于外胚和糊粉层中，因此谷类加工越精，营养成分就损失越大，膳食纤维和铬、维生素等的损失就越大。为了保留谷类中原有的营养成分，谷类的加工精度应适当。在做饭前淘米时应尽量减少搓洗，更不要把米浸泡很长时间后再淘洗，以减少营养成分的损失。

"植物肉"的功能

我国的豆类按其营养成分含量的不同，可分为两类，即大豆类和大豆以外的其他干豆类。前者有黄豆、青豆和黑豆，在所有的豆类食物中其营养价值最高，含蛋白质量多质高，所含的脂肪比普通豆类高十几倍，所含矿物质和维生素也较多。后者有赤豆、绿豆、白扁豆、芸豆、豇豆、豌豆、蚕豆等，其含脂肪量很少，只占 1%，蛋白质含量在 20%～25%，碳水化合物的含量相当高，约在 55%～60%。它们能够补充普通谷类缺乏的赖氨酸，还含有矿物质和 B 族维生于大豆类的蛋白质含量高达30%～50%，而且品质非常好，富含人体需要的8种必需氨基酸，是植物性食品中惟一可与动物性食品相媲美的高蛋白食物，而价格却比肉、蛋、乳类低，所以有"植物肉"的美称。

大豆中的脂肪含量可达到18%，但富含不饱和脂肪酸，易于消化吸收，并有降低血清胆固醇的作用。豆油中还含有丰富的磷脂，对生长发育和神经活动都有重要作用，其中含有的大豆卵磷脂可促进肝中脂肪代谢，防止脂肪肝的形成。它所含有的植物固醇不被人体吸收，且能够抑制动物胆固醇的吸收。大豆还富含无机盐中的钙、磷、钾、铜、铁、锌及B族维生素和维生素E等。

大豆的好处实在太多了，需要注意的是，在吃大豆时应注意去掉其中的极少量不利于健康的物质。例如将豆浆或黄豆充分加热煮沸后食用可破坏其容易引起腹泻、腹胀的皂角素；将黄豆用水浸泡后再煮食破坏其胰蛋白酶抑制素等。此外由于黄豆硬而厚的细胞壁外壳，使黄豆不易被消化酶分解，如果制成豆腐、豆腐脑、豆浆和其他豆制品就会使豆类的消化率大为提高。

合理选择惹人喜爱的肉类

人们常说的肉类指猪肉、牛肉、羊肉、兔肉和鸡肉以及动物内脏等，这些肉类的蛋白质含量在16%～26%之间。肉类所含必需氨基酸比较均衡，容易为人体消化、吸收、利用，所以被认为是优质蛋白质。肉类也是人体所需要的铁、铜、锌、钼、磷、钾、镁、钠等的良好来源。此外，肉类之所以受到广大人民群众喜爱，成为餐桌上不可缺少的美食，是因为肉类中的含氮浸出物有刺激胃液分泌的作用，当炖汤或用油烹调时，这些物质可产生特殊的"鲜味"，能够增强人们的食欲。动物内脏也属肉类，其中肝脏的营养价值特别高，能够提供丰富的铁、维生素A、尼克酸和维生素B_2，在饮食中定期添加一定量的肝脏，对健康有利。

在肉类的选择时，各种动物的肉也各有特色。在猪、牛、羊肉中猪肉的脂肪含量最多，即使是纯瘦猪肉，脂肪量也在20%～30%左右，而且多为饱和脂肪酸。牛肉的脂肪含量相对较低，蛋白质和铁、铜的含量则较高。鸡肉也是一种含蛋白质高而脂肪低的肉类，其脂肪含量仅为2.5%，且鸡肉的结缔组织柔软，脂肪分布均匀，易于消化吸收，炖出的鸡汤，味鲜质高。值得一提的是兔肉，它含有蛋白质高而脂肪极低，脂肪含量低于0.4%，适用于原本肥胖或过重的患者食用。

水产品——益处多多

提起水产品，人们就会想到味道鲜美的鱼、虾、贝、蟹等。几年前在大街小巷中广为传播的鱼油（DHA、EPA），使水产品的知名度大为提高。人们大都相信常吃鱼能够增进健康，尤其是健脑补脑增强智慧的说法。从营养学的角度来说，水产品尤其是鱼的肉质细嫩，容易咀嚼、消化和吸收，消化率为87% ~ 98%，非常适合于老人、儿童和消化功能减退的病人食用。鱼肉中富含优质蛋白质，其必需氨基酸含量及比例与人体相似。脂肪含量不高，多数只含有1% ~ 3%的脂肪，而且含有的不饱和脂肪酸多，比动物肉类更容易消化吸收，并且能够降低血脂水平。鱼肉的维生素除了含少量的B族维生素以外，鱼油中还含有脂溶性维生素A和D，尤其是鱼肝油中含量更丰，为其他肉类所不及。据说南北极地区虽然缺少阳光，但居民很少得佝偻病和骨质软化病，就是因为他们吃鱼多，从鱼中获得了充足的维生素D。与畜肉相比，鱼类所含的矿物质种类和数量均较为丰富。人们可以从鱼类食物中获取钙、磷和铜、锌等其他矿物质，而且鱼肉中的钙是同蛋白质结合在一起的，更利于被人体消化吸收。

蛋类——是福还是祸？

蛋类在我国是一种深受欢迎和重视的食品，其营养丰富，蛋白质含量高，而且鸡蛋的蛋白质是所有食物中生物价值最高的。全蛋的蛋白质消化率达到了98%，所以蛋类是天然食品中优质蛋白质的最良好来源。按我国传统习惯，鸡蛋更是儿童、老人的理想食品。

蛋类含有人体需要的8种必需氨基酸，并且生物利用率很高。鸡蛋还含有维生素A和B族维生素等，能够发挥重要的生理作用。蛋类中钙的含量虽少，但磷的含量较多，对生长中的儿童非常重要。蛋中铁的含量比较丰富，但其吸收利用不如瘦肉和肝脏。鸡蛋中含有约12%的脂肪，几乎全部集中在蛋黄里，容易消化吸收，而且含有必需脂肪酸和丰富的磷脂、卵磷脂及胆固醇，这些都是人体生长发育和代谢所不可缺少的。

鸡蛋的营养成分全面而均衡，人体需要的营养素它几乎全有，实在是一种经济实惠、营养价值高的好食品。然而当人们了解到动脉粥样硬化和冠心病患者的血中胆固醇有所增高，就对胆固醇产生了畏惧心理，害怕蛋黄中的胆固醇对身体有害，干脆连鸡蛋也不吃了。白白放弃了一种优良的食物。其实这种顾虑是不必要的，正常情况下胆固醇对人体有益无害，因此每天吃 1 个鸡蛋，或每周 3～4 次并不为多。

吃鸡蛋的各种烹调方法，不论是煮蛋、蒸蛋还是冲蛋花、煎、炒鸡蛋都不会对其营养量有太大影响。需要注意的只是煎蛋时，用油量不要太多，油温不要太热就可以了。

一袋奶与一个民族

奶类除了不含有膳食纤维外，几乎含有人体所需要的各种营养素，并且易于消化吸收，是适合所有人群的营养食品。乳类蛋白质的生物价值仅次于蛋类，也是一种优质蛋白，其中赖氨酸和蛋氨酸含量较高，能补充谷类蛋白质氨基酸结构的不足，提高其营养价值。乳类中还含有丰富的无机盐，特别是钙、磷，每升牛奶可提供 1200 毫克的钙质，同时其钙的吸收利用率很高，因此成为补充钙质、促进生长、防治骨质疏松症的法宝。日本在二战后根据营养调查发现国民营养不良的发生率很高，就提出每天每个孩子增加 1 袋奶的建议，十几年后，发现其营养状况明显改善，在体能、身高等方面有很大提高，可以说简单的 1 袋奶强壮了整个民族。常见的奶制品有炼乳、奶粉和酸奶、奶酪等，从营养角度看其营养价值都大致相同。酸奶是牛奶加入乳酸杆菌后发酵制成的，营养丰富，更适合胃酸缺乏及消化不良的人食用。

许多患者已经知道牛奶的好处，每天都添加奶制品，但是往往只是早餐空腹喝牛奶，或者一次喝 500 毫升以上的牛奶，这样做是错误的。因为空腹单纯饮用牛奶，会使奶中优质的蛋白质被当作碳水化合物，变成能量消耗，很不经济。一次摄入过多容易产生腹胀、腹泻等不适症状，也不利于消化吸收。正确的食用方法是，在喝牛奶前吃一些馒头、饼干或稀饭之类的食物，这样就可以充分发挥奶的优良作用了。

新鲜果蔬有"三宝"

蔬菜水果是人们生活中重要的营养食品之一，它们具有鲜艳的色泽、可口的味道、还有丰富的营养成分，对人体健康起着特殊的作用。很多患者非常喜爱这两类食物，在其餐桌上占有很大比重。

营养学上果蔬藏有三宝——维生素、无机盐和膳食纤维

　　首先新鲜的水果蔬菜中都含有丰富的维生素，是膳食中胡萝卜素、维生素 C 和 B 族维生素的重要来源。各种绿叶蔬菜和深黄色蔬菜如胡萝卜、黄色倭瓜、黄花菜等都含有丰富的 B 族维生素，但是白色蔬菜如菜花、白萝卜含胡萝卜素则很低。所有的新鲜果蔬如青柿椒、菜花、苦瓜以及各种水果如酸枣、猕猴桃、山楂、柑橘等均含有丰富的维生素 C。

　　蔬菜水果也是人体无机盐的重要来源，特别是钙、磷、钾、镁、铁、铜、碘等，参与人体重要的生理功能。绿叶蔬菜比瓜类蔬菜含有更多的矿物质。油菜、小白菜、芹菜、雪里蕻等也是钙的良好来源。它们在体内最终的代谢产物呈碱性，能够协助保持酸碱平衡以维持体液的稳态。

　　蔬菜水果中还含有各种各样的膳食纤维，在体内促进粪便排出，减少胆固醇的吸收，维护身体健康并预防动脉粥样硬化。此外，在我国水果蔬菜还能发挥食疗的作用。

特别提示

数数你每天吃的蔬菜水果，有 5 种吗？

　　每天至少要吃 5 个种类的蔬菜和水果，它们可以是新鲜的，可以是冷冻的，可以是听装的，可以是各种饮料——总之，你要保证它们够 5 种。当然，最典型而有效的方法就是，再某一餐来份水果蔬菜沙拉，外加一个橙子或一杯果汁。它们的妙处是：

　　一能使你摄取足够的碱性矿物质（如钙、钾、钠、镁、磷、铁、铜、锌、钼等），既可使血液维持较理想的弱碱性状态，又可防病健身。

　　肤色较深者，宜常吃萝卜、大白菜、竹笋、冬瓜及大豆制品等富含植物蛋白、叶酸和维生素 C 的食品。

　　皮肤粗糙者，应多吃富含维生素 A、维生素 D 的果蔬，如胡萝卜、藕、菠菜、黄豆芽等黄色、绿色蔬菜以及鸡蛋、牛奶、动物肝脏。

　　二使你摄取充足的维生素。各种维生素均和皮肤健美关系密切。缺乏维生素 A、维生素 D，易致皮肤干燥粗糙；缺乏维生素 A、维生素 B_1、维生素 B_2，会加速皮肤衰老，缺乏维生素 C 易使皮肤色素沉着，易受紫外线的伤害。

　　三使你摄取足够的植物纤维素，以防止因便秘而带来的皮肤和脏器病变。

🍄 小调味品里的大学问

人类通过吃饭来维持生命，而且还要吃得有滋有味有营养，能够最大程度上享受吃的快乐。调味品在其中发挥巨大的作用。调味品能够赋予食物特殊的风味，促进人们的食欲，帮助身体消化吸收。此外，一些调味品本身就具有较好的营养保健作用。

🍂 醋——作为调味品，可解除食物的腥味，使其更加鲜美可口，并能促进胃酸分泌，增进食欲，还有一定的杀菌作用。用于烹调排骨、小鱼，可使骨酥肉烂，有助于骨中的钙、磷溶解，增加其吸收利用。但是不宜过量，否则可能会伤胃、损齿。

🍂 酱油——其鲜甜味来源于其中含有的氨基酸，其中包含了人体必需的8种必需氨基酸，具有较好的营养。但是应注意酱油中同时含有较多的钠盐，过多则容易导致高血压。

🍂 味精——有效成分是谷氨酸钠盐，谷氨酰胺本身是一种营养性氨基酸，对大脑代谢有帮助，但是味精中同时含有较高的钠量，并且加热时间太长，温度过高，容易使味精变质，因此对高血压患者应减少进食。

🍂 盐——咸味的载体，具有咸味调剂，突出鲜味，解腻、杀菌、防腐等作用。

🍂 酱——以大豆或麦面、米等经发酵、加盐、水制成的糊状物。具有独特的色、香、味。

🍂 花椒——有去腥、除异味、增香味的作用。与盐炒熟就可制成椒盐，用油炸可制成花椒油。

🍂 葱、姜、蒜——有独特的辛辣味，如姜丝焗肉蟹。

🍂 蚝油——为牡蛎汁制成，味道鲜嫩，用于咸鲜味的菜肴。

🍂 桂皮、砂仁——是中药成分，具有一定医疗保健作用。

特别提示

握紧你手里的盐勺

　　盐是生命最基本需要的，但需要量是有限的，世界卫生组织建议每人一天6克足矣，超过了，可导致高血压、动脉硬化，而且影响血液中营养物质对皮肤的滋养，使人面色暗混、青黑、面部皱纹增加，促进人的衰老。但目前我国居民食盐摄入量过多，平均值超过这个建议量的1倍以上。所以，一定要握紧你手中的盐勺。

　　应注意的是，膳食钠的来源除食盐外，还包括酱油、咸菜、味精等高钠食品，及含钠的加工食品等。要想知道它盐的含量，请记住一个公式：1克钠＝2.5克盐，再去对照它们包装上列出的钠。

为什么不提倡多饮酒

　　每克酒精可产生7千卡能量，但酒中不含有什么营养素。无节制饮酒，可使食欲下降，食物摄入量减少，以致发生各种营养素缺乏，严重时还会造成酒精性肝硬化。过量饮酒会增加患高血压、卒中等危险，损害胃黏膜，损害免疫功能。此外，饮酒过多还可导致事故及暴力的增加，对个人健康和社会安定都是有害的。因此医务界和营养学界对饮酒总的态度是：尽量不饮酒；如果饮酒，也不宜大量饮用烈性白酒，可适量饮用低度果酒或啤酒。青少年、住院病人均不应饮酒。任何人均不宜空腹饮酒。

大蒜为什么被称为"天然广谱抗生素"

　　大蒜含有杀菌作用较强的"大蒜素"。研究表明，一定剂量的大蒜素可杀灭肠道中的痢疾杆菌、大肠杆菌、伤寒杆菌、霍乱弧菌和沙门菌等，亦可杀灭或抑制呼吸道中的结核杆菌、白喉杆菌和葡萄球菌等，以及皮肤上的真菌等，由此，大蒜被冠以"天然广谱抗生素"的美称。

常饮绿茶对免疫力有何好处

绿茶的好处很多，大致可归纳为以下几点：

（1）绿茶中含有相当数量的抗氧化剂黄酮类和茶酚，可有效清除体内产生的自由基，具有一定的抗氧化、抗衰老的作用；

（2）绿茶中含有的儿茶素对人体致病菌有一定的抑制作用；

（3）绿茶可能在某些癌症的预防方面有一定的效果。但尚需证实；

（4）绿茶中含有的儿茶素还能降低血胆固醇和低密度脂蛋白胆固醇，故绿茶也被看做是一种血脂调节剂。

当然，饮茶绝不是没有限制的。饮用过浓的茶，或在睡前饮茶，都可能对人体产生不利影响。

洋葱对机体免疫力有什么益处

洋葱中含有大量的植物杀菌剂，具有很强的杀菌能力，对金黄色葡萄球菌、链球菌、白喉杆菌、痢疾杆菌、结核杆菌、大肠杆菌等多种病菌都有杀灭和抑制作用。科学试验表明，如果嚼生洋葱3分钟，就能把口腔内的细菌全部杀灭。

洋葱所含的微量元素硒，是一种极强的抗氧化剂，具有防癌、抗癌及延缓衰老的作用，在前面也已提及。此外，洋葱中还含有一种名为"栎为黄素"的化学物质，是目前已知最有力的天然抗癌物质之一，它不仅可以防止癌细胞出现，还可在癌细胞开始生长扩散时予以遏制。科学研究还发现，洋葱对胃癌有特别有疗效，经常吃洋葱的人，胃癌发病率比少吃或不吃洋葱的人要低25%。

美国一份医学报告指出："每天吃一个洋葱，有益身体健康。"可见洋葱的营养价值和食疗价值之高。

为什么不宜常吃快餐

很多人因各种原因常吃快餐。值得注意的是，很多的快餐食品为油炸的动物性食品或油炸的淀粉类食品，使快餐中的动物脂肪、胆固醇等含量较高，而由于蔬菜和水果等的量较少，使得部分水溶性维生素的含量很低。如果长期食用快餐食品，可能造成维生素C等的缺乏。故从提高及维持免疫力的角度看，不提倡常吃快餐。

影响免疫力的五大饮食问题及对策

食盐摄入量较大

食盐作为最主要的调味品被称为"百味之宗"和"调味之王"。食盐是中国饮食中最古老的食物之一，"吃盐"在我国已有数千年历史。盐又是中国饮食中最为"恒定"、变化最小的食物。如果将几千年前的国人和今天国人所吃食盐加以对比分析，二者间的差距恐怕远没有时空的差距大。

近代医学和营养学已经明确大量盐分摄入对健康的不利影响，特别是增加高血压的发病风险。世界卫生组织（WHO）推荐健康人每日吃盐量不宜超过 6 克，糖尿病非高血压患者不超过 5 克；高血压患者不超过 3 克；糖尿病高血压患者不超过 2 克。然而，研究数据表明，我国人均每日食盐量为 12 ~ 14 克，达到 WHO推荐值的 200% ~ 230%。我国北方一些地区居民人均每日吃盐量竟高达 18 ~ 25克，并且还有进一步增高的趋势。这将大大增高高血压发病的风险。

鉴于此，人们应该做到：①每人每餐放盐不超过 3 克，避免摄入过多高盐食物，如酱油、榨菜、咸菜、黄酱等；②利用蔬菜本身的风味来调味，例如将青椒、番茄、洋葱、香菇等和味道清淡的食物一起烹煮，像是番茄炒蛋，可起到相互协调的功效；③利用葱、姜、蒜等经油爆香后所产生的油香味，来增加食物的可口性，譬如葱油鸡等；④在烹调时，利用白醋、柠檬、苹果、菠萝、柳丁汁等各种酸味调味汁，来添增食物的味道，如煎烤食物上挤点柠檬汁，另外，醋有减低对盐需求的作用，因此，吃水饺时，酱油碟里只加白醋，同样美味；⑤烹调时使用糖醋调味，可增添食物甜酸的风味，相对减少对咸味需求；⑥采用高钾低钠盐代替普通食盐。

猪肉比例较高，鱼类等摄入偏少

目前，猪肉仍是我国居民的主要动物性食品，有统计表明，猪肉占总肉量的40%以上。应该指出的是，猪肉所含的饱和脂肪、总脂肪量和胆固醇较高，并含有较高的能量，长期大量食用（特别是进食大量肥猪肉）对健康不利。

而相比之下，鸡、鱼、兔、牛肉等动物性食物不仅含蛋白质较高，且饱和脂肪、总脂肪量和胆固醇含量较低，产生的能量也远低于猪肉，故在《中国居民膳食指南》中明确提出应大力提倡吃这些动物性食物，适当减少猪肉的消费比例。

应特别提出的是，现代营养学明确了鱼类的营养价值：高生物价值且极易消化吸收的优质蛋白质、有益于心血管健康的脂肪酸、较低的胆固醇和较丰富的常量元素和微量元素等，这些都使得鱼类在维护人体健康，特别是心脏健康方面扮演着重要的角色。已经有众多的研究表明，常吃鱼类有助于减低心血管疾病的发生。美国心脏病学会和糖尿病学会都将"每周食用2～3次鱼（特别是海鱼）"作为膳食的推荐原则。

奶类制品摄入较少

中国传统饮食中奶类制品的比例较低。有统计表明，中国人均牛奶摄入量仅有世界平均水平的1/25，仅有美国人的1/70。奶类有较高的营养价值：①含有丰富的优质蛋白；②含有丰富的维生素；③含钙量较高，且利用率也很高，是天然钙质的极好来源。我国居民由膳食摄取的钙质普遍偏低，从青少年到中老年，从一般成人到孕产妇，各年龄段和各生理时期，膳食钙的摄入量仅仅达到推荐供给量的50%左右，这主要因为日常膳食中奶类摄入量过低。我国婴幼儿佝偻病的患者也较多，这和膳食钙不足可能有一定联系。大量的研究工作表明，给儿童、青少年补钙可以提高其骨密度，从而延缓其发生骨质疏松的年龄；给老年人补钙也可能减缓其骨质丢失的速度。因此，应大力发展奶类的生产和消费。每个成年人每日服用1～2袋牛奶（250～500毫升）是必需的。若干年前，有关机构就提出"为全民健康加袋牛奶"的口号，但实际情况并不尽如人意。

我国居民奶类摄入量较低的一个重要原因是"乳糖酶缺乏"，导致一次性大量进食牛奶后，乳糖不能在小肠被消化吸收，进入大肠后被细菌分解，产气产酸，导致胃肠不适、腹胀和腹泻等不耐受症状，医学上称之为"乳糖不耐受症"。研究表明，有超过60%的中国成年人存在程度不同的乳糖不耐受症。解决的办法包括：改饮用牛奶为酸奶，减少乳糖摄入；或采用无乳糖的奶粉替代鲜牛奶；或少量多次饮用牛奶，将250毫升的鲜牛奶分为2次（甚至更多次）进服，将大大提高耐受性。

大量进食腌制食物

目前，一些人大量进食腌制食品，如咸菜、咸鱼、火腿、香肠等。这些食物均含有较高的硝酸盐，硝酸盐可还原成亚硝酸盐，对人体产生较大的危害。以腌制的泡菜为例，新鲜蔬菜都含有少量的硝酸盐，对人体并无大碍。但在用较多盐分腌制的过程中，它会还原形成大量的对人体有害的亚硝酸盐。吃腌制食物后，亚硝酸盐在胃内胃酸及硝酸还原菌的作用下，与膳食蛋白质分解产物二级胺反应生成致癌物质亚硝胺，可增加食管癌、胃癌、肝癌和大肠癌等发病风险。因此，从预防癌症、维护健康角度看，减少腌制食物的摄入是极为重要的。

十大健康食品排行榜

1. 鱼类：从"年年有余（鱼）"的吉祥祈福，到鲜美可口的独到风味，从古至今，鱼类一直是人类倍加推崇的食物之一。现代营养学又明确了鱼类的营养价值：高生物价值且极易消化吸收的优质蛋白质、有益于心血管健康的脂肪酸、较低的胆固醇和较丰富的常量元素和微量元素等，这些都使得鱼类在维护人体健康，特别是心脏健康方面扮演着重要的角色。已经有众多的研究明确，常吃鱼类有助于减低心血管疾病的发生。美国心脏病学会和糖尿病学会都将"每周食用2~3次鱼（特别是海鱼）"作为膳食的推荐原则。

2. 花椰菜：包括绿菜花（西兰花）等，不仅味道香，口感好，营养价值更是高出其他蔬菜许多倍。其蛋白质含量达4%，胡萝卜素的含量是菠菜的3倍，维生素 B_2 和维生素 C 的含量亦极为丰富，被称为是蔬菜中的上品。另外，更重要的是，人们已经发现西兰花中含有一定量的抗氧化物质，对预防各类氧化性损伤（包括预防心血管疾病）有一定的益处。

3. 酸奶：酸奶能量密度高，更含有多达20余种的营养素，特别是钙的含量和吸收率与鲜奶不相上下，很多因乳糖酶缺乏而不能饮用（或仅能少量饮用）鲜奶的人，可饮用酸奶，后者在加工过程中大部分乳糖被破坏，因此可大大提高耐受性。还有，酸奶中含充足的乳酸菌，并且有适宜的酸度，常饮酸奶可以有效抑制有害菌的产生，提高免疫能力，因而能够预防腹泻，或缩短慢性腹泻持续的时间，减少急性腹泻的发病率。

4. 菇类食品：对菇类食物的分析发现，其主要的成分为多糖体，如香菇中的香菇多糖、草菇与金针菇中的冬菇素等。现代医学已经发现，这些物质具有较强的抗氧化和抗癌作用。另外，食用的菇类除了含有多糖体外，还有较多的蛋白质、维生素 C、B_1、B_2 等，亦可增强身体免疫力与解毒能力，预防肿瘤生成。

5. 豆类制品：豆类是仅次于肉、蛋、奶的另一类富含优质蛋白质的食物，同时胆固醇含量很低。豆类中的营养素有助于预防心血管疾病。同时，黄豆及其制品对预防消化道癌症具有独特的魅力。黄豆中含有丰富的微量元素钼和硒，可减轻亚硝胺对细胞遗传物质的损伤，并能修复受损的组织，能显著地抑制食管癌的发生和发展。另外，黄豆中含有的植物固醇、大豆皂苷、六磷酸肌醇还可抑制结肠癌和直肠癌症的作用。

6. 番茄：番茄所含的番茄红素，是一种有效的抗氧化剂，并能够抑制某些致癌的氧自由基。有研究表明，长期大量进食番茄，有助于预防男性前列腺癌。

7. 洋葱：洋葱中含有丰富的蛋白质、糖类、维生素和钙、磷、铁、硒等微量元素以及多种化学物质，几乎不含脂肪。洋葱是目前所知惟一有前列腺素 A 的植物。这种物质是一种较强的血管扩张剂，能舒张血管，降低血液黏度，增强冠状动脉血流量，减少血管的压力，具有降低血压和预防冠心病的作用。洋葱中含有大量的植物杀菌剂，具有很强的杀菌能力，对金黄色葡萄球菌、链球菌、白喉杆菌、痢疾杆菌、结核杆菌、大肠杆菌等多种病菌都有杀灭和抑制作用。洋葱所含的微量元素硒，是一种极强的抗氧化剂，具有防癌、抗癌及延缓衰老的作用。

8. 橄榄油：橄榄油的单不饱和脂肪酸含量高达 80% 以上，还含有对心血管健康有益的角鲨烯、谷固醇和维生素 A 原、维生素 E 等成分。在以橄榄油为主要食用油的地中海一带的国家，心血管疾病的发病率远低于欧洲其他国家。常食用橄榄油还可防止骨质疏松、预防钙质流失；预防消化系统疾病、胆结石、心脏病、高血压、减少癌症发病率以及降低胃酸、降低血糖等作用。因此，橄榄油被公认为"绿色保健食用油"。

9. 甘薯：甘薯含有糖、脂肪、蛋白质、无机盐、胡萝卜素、硫胺素、核黄素、尼克酸、抗坏血酸以及人体必需的氨基酸等多种营养成分，其中胡萝卜素和抗坏血酸的含量超过胡萝卜和某些水果。甘薯属生理性碱性食品，可中和体内因食肉、蛋而产生的过多的酸，使人体内保持酸碱平衡，更由于其富含维生素可保持大便通畅，对预防便秘很有效。甘薯内还含有类似雌激素的化学物质，可保持人体皮肤细腻，延缓人的衰老。甘薯中还含有黏蛋白等有效成分，能增强健康，防止疲劳，使人精力充沛。具有提高人体免疫力，促进胆固醇排泄，减少心血管脂质沉着及皮下脂肪堆积，对预防肝肾结缔组织的萎缩及胶原病的发生均有重要的作用。美国的研究表明，给人为染癌的小白鼠注射后，可使小白鼠抵抗乳癌和肠癌等。故此有人把甘薯称之为"长寿食品"和"抗癌食品"。

10. 猕猴桃：猕猴桃富含大量的维生素 C。在每百克鲜果中含有维生素 C 100～400 毫克，比柑橘高 5～10 倍，比苹果和梨高 20～30 倍，所以有"维生素 C 果"的美称。果实中还含有人体所需要的 17 种氨基酸及果酸、鞣酸、柠檬酸和钙、磷、钾、铁等多种矿物质元素，是一种独特的营养水果。猕猴桃还具有很高的药用价值。经临床验证，猕猴桃对急性黄疸性肝炎、消化不良、食欲不振、呕吐、烧烫伤及维生素 C 缺乏等，均有一定疗效。此外，猕猴桃的果胶对铝、汞或其他中毒性职业病有解毒作用，对放射性损伤也有一定的治疗作用。猕猴桃对防治胃肠道肿瘤和乳腺肿瘤有一定疗效。因此，有人将它称之为"药桃"。1978

年，猕猴桃被正式列入《中国药典》。

🍄 十大垃圾食品排行榜

1. 油炸食品：此类食品能量密度高，经常进食易导致肥胖；含有较高的油脂和氧化物质，是导致高脂血症和冠心病的最危险的食品；在油炸过程中，往往产生大量的致癌物质。已经有研究表明，常吃油炸食物人群，某些癌症的发病率远远高于不吃或极少进食油炸食物的人群。

2. 罐头类食品：不论是水果类罐头，还是肉类罐头，其中的营养素都遭到大量的破坏，特别是各类维生素几乎被破坏殆尽。另外，罐头制品中的蛋白质常常出现变性，使其消化吸收率大为降低，营养价值大幅度"缩水"。还有，很多水果类罐头含有较高的糖分，并以液体为载体被摄入人体，使糖分的吸收率因之大为增高。可在进食后短时间内导致血糖大幅攀升，胰腺负荷大为加重。同时，由于能量较高，有导致肥胖之嫌。

3. 腌制食品：在腌制过程中，需要大量放盐，这导致此类食物钠盐含量超标，造成常常进食腌制食品者肾脏的负担加重，发生高血压的风险增高。还有，食品在腌制过程中可产生大量的致癌物质亚硝胺，导致鼻咽癌等恶性肿瘤的发病风险大为增高。此外，由于高浓度的盐分可严重损害胃肠道黏膜，故常进食腌制食品者，胃肠炎症和溃疡的发病率较高。

4. 加工的肉类食品（火腿肠等）：这类食物含有一定量的亚硝酸盐，故可能有导致癌症的潜在风险。此外，由于添加防腐剂、增色剂和保色剂等，造成人体肝脏负担加重。还有，火腿等制品大多为高钠食品，大量进食可导致盐分摄入过高，造成血压波动及肾功能损害。

5. 肥肉和动物内脏类食物：虽然含有一定量的优质蛋白、维生素和矿物质，但肥肉和动物内脏类食物所含有大量的饱和脂肪和胆固醇，已经被确定为导致心脏病的最重要的两类膳食因素。现已明确，长期大量进食动物内脏类食物可肯定性地、大幅度地增高患心血管疾病和恶性肿瘤（如结肠癌、乳腺癌）的发生风险。

6. 奶油制品：能量密度很高，但营养素含量并不丰富，主要为脂肪和糖。常吃奶油类制品可导致体重增加，甚至出现血糖和血脂升高。饭前食用奶油蛋糕等，还会食欲降低。高脂肪和高糖成分常常影响胃肠排空，甚至导致胃食管反流。很多人在空腹进食奶油制品后出现反酸、烧心等症状。

7. 方便面：属于高盐、高脂、低维生素、低矿物质的一类食物。一方面，因盐分含量高增加了肾负荷，升高血压；另一方面，含有一定量的人造脂肪（反式脂肪酸），对心血管有相当大的负面影响。加之含有防腐剂和香精，可能对肝脏等都有潜在的不利影响。

8. 烧烤类食品：含有强致癌物质 3,4 苯并芘。仅此一条，足以警示人们对烧烤类食品"退避三舍"。

9. 冷冻甜点：包括冰淇凌、雪糕等。这类食品有三大问题：因含有较高的奶油，易导致肥胖；因高糖，可降低食欲；还可能因为温度低而刺激胃肠道。

10. 果脯、话梅和蜜饯类食物：含有亚硝酸盐，在人体内可结合胺形成潜在的致癌物质亚硝酸胺；含有香精等添加剂可能损害肝脏等脏器；含有较高盐分可能导致血压升高和肾脏负担加重。

什么是肠内营养，为什么"在肠功能允许时，首选肠内营养"

肠内营养是将膳食中的营养素"提取"出来，按照人体的营养需要量标准，重新"合成"易于被胃肠道消化和吸收的肠内营养制剂，并通过口服或管饲，将肠内营养液通过胃肠道吸收入人体，为不能摄取自然膳食的病人提供营养，同时还可给予胃肠道适当的"刺激"，避免因胃肠道长期失用而导致萎缩。此外，对于患有糖尿病、呼吸系统疾病、肝脏疾病等的患者，还有特殊配方的肠内营养液供其使用，在提供营养的同时，还能起到辅助治疗的作用。

对于胃肠功能不允许而不得不使用肠外（静脉）营养的病人，应注意在胃肠道功能好转后，适当给予肠内营养液，并争取早日过渡到完全的胃肠内营养。

应注意的是，人体胃肠道不可长期置于"休眠"状态。如果长期使用肠外营养，使肠道长期休息，可能造成胃肠道黏膜必需的营养物质（如谷氨酰胺等）的缺乏，同时，肠黏膜绒毛会出现失用性萎缩。这些均可能造成肠黏膜损害，肠通透性增加，导致肠道细菌移位，甚至造成严重的肠源性感染，并引发肠道及多脏器功能障碍。因此，医学界在重新认识肠道的基础上提出"在肠道功能允许时，首选肠内营养"的基本原则。

肠内营养制剂

依据肠内营养制剂中氮的来源，可将标准配方的肠内营养制剂分为：
（1）整蛋白制剂：如安素、纽纯素、纽纤素、能全力、能全素、瑞素等；
（2）水解蛋白制剂：如百普素等；
（3）氨基酸制剂：如维沃等。
对于伴有糖尿病、肝脏疾病等的 SARS 患者，还可选择特殊配方的肠内营养制剂，如瑞代等。
还可根据实际情况自制匀浆制剂。

自制匀浆奶

一般性的自制匀浆奶的成分和营养价值参见表4。

表4　几种奶的成分及营养价（每1000毫升）

成　分	普通混合奶	高蛋白混合奶	匀浆奶
豆浆（毫升）	700	300	300
牛奶（毫升）	300	700	600
鸡蛋（个）	1	2	1
白糖（克）	100	100	100
盐	少许	少许	少许
瘦肉末（克）			50
菜泥（克）			100
米粥（克）			50
植物油（克）			10
能量（千卡）	760	980	1110
蛋白质（克）	28~30	38~40	45~50
脂肪（克）	20	36	45
糖类（克）	110	124	122

保证饮食卫生

食物可以促进健康，但不洁的食物也很容易造成疾病和食物中毒。要使食物能够发挥促进健康的作用，除了进行合理的搭配与烹调外，还须重视饮食卫生。本书只是提出几项必须注意的问题供您参考：

1. 选择新鲜的食物：为了食品烹调有良好的效果，并防止食物中毒，必须选择新鲜的食物。凡食物不够新鲜的标准，必须加消毒后再应用；有腐烂变质者，则必须停止使用。

2. 注意操作的方法：在操作过程中，为了防止有害细菌和寄生虫的污染，生食和熟食必须严格分开。因此处理生熟食品，应在不同的菜板分别制备；如果条件不许可，至少要做到菜刀、菜板和厨具按生熟食品完全分开。为了达到消毒和杀灭寄生虫的目的，食物的烹制应做到煮熟或炒熟。吃凉菜的时候，应将菜洗净后在沸水中烫半分钟。

3. 防止制成品被污染：食品制成以后，应尽快盛于洁净的餐具中，及时食用，避免过多地用手来接触已制熟的食品。

4. 注意环境卫生：厨房应有防蝇和防蟑的设备，保持室内外以及各种用具的清洁。

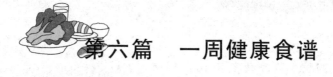

第六篇　一周健康食谱

 1000～1100千卡系列

能量及营养素含量分析

食　物	重量 （克）	蛋白质 （克）	脂肪 （克）	碳水化合物 （克）	热量 （千卡）
总计		43	35	146	1080
产热%	－	16	29	55	－
谷类	150	12	－	120	540
蔬菜	500	5	－	17	90
奶类	250	8	8	9	135
蛋类	50	9	6	－	90
肉类	50	9	6	－	90
油脂	15	－	15	－	135

1000~1100 千卡——每日三餐

🍚 星期一

早餐： 牛奶 250 毫升加燕麦片 25 克

咸面包 35 克（熟）

煮鸡蛋 60 克（带壳一个）

腌黄瓜 100 克

午餐： 瘦肉丝 25 克加芹菜 100 克清炒，油 5 克

菜花 100 克加西红柿 100 克清炒，油 5 克

小白菜 50 克、北豆腐 50 克做汤

米饭（大米 50 克）

晚餐： 清蒸活鱼（40 克带骨）

口蘑（湿重）20 克加油菜 200 克清炒　油 5 克

拌豆芽 150 克加胡萝卜 25 克

馒头 35 克（熟重）

小米粥（小米 25 克）

🍚 星期二

早餐： 豆浆 400 毫升

油条 50 克（熟重）

茶鸡蛋 60 克（带壳）

小酱萝卜 10 克

午餐： 排骨 25 克加小白菜 100 克加北豆腐 50 克清炖

生菜 200 克清炒，油 5 克

椒油萝卜丝（白萝卜 100 克，胡萝卜 20 克，香油 2 克）

米饭（大米 50 克）

晚餐： 肉片 25 克加扁豆 100 克油焖，油 5 克

白菜 100 克加胡萝卜 20 克醋熘，油 5 克

炝黄瓜 100 克

花卷 35 克（熟重）

玉米面粥（粉 25 克）

🍲 **星期三**

早餐： 牛奶 250 毫升

蒸蛋羹（60 克带壳）

烤馒头片（馒头 70 克）

酱小菜 10 克

午餐： 炒三丝（瘦肉 25 克，魔芋 100 克，柿椒 20 克，胡萝卜 20 克），油 8 克

炝菠菜梗 200 克，香油 2 克

鸡血 25 克加北豆腐 50 克做汤

家常饼 70 克（熟重）

晚餐： 炖肉片 25 克 水发海带 100 克

炒小白菜 150 克，油 5 克

生西红柿 150 克

玉米面发糕（玉米面 50 克）

🍲 **星期四**

早餐： 牛奶 250 毫升

麻酱咸花卷（面粉 50 克）

午餐肉 35 克

午餐： 鸡蛋（60 克带壳）炒韭菜（100 克），油 10 克

拍拌黄瓜 100 克

熬白菜（白菜 100 克,干香菇 5 克,海米 5 克）

发面饼（面粉 50 克）

晚餐： 香椿（50 克）拌南豆腐（100 克），香油 2 克

炒木耳（10 克，干）油菜（200 克），油 5 克

馒头 35 克（熟重）

紫米粥（紫米 25 克）

🍲 **星期五**

早餐：豆浆 400 毫升

芝麻火烧（面粉 50 克）

鹌鹑蛋（带壳 60 克）

八宝咸菜 10 克

午餐：小笼包（面粉 50 克，猪肉 25 克）

炒木耳（10 克，干）小白菜 150 克，油 10 克

拌心里美萝卜 100 克

西红柿 50 克加南豆腐 50 克做汤

晚餐：清炖牛肉 25 克白萝卜 100 克

炒海米 5 克芹菜 100 克，油 5 克

拌黄瓜 50 克西红柿 100 克

米饭（大米 50 克）

🍲 **星期六**

早餐：牛奶 250 毫升

蒸千层饼 70 克（熟重）

腌鸡蛋（60 克带壳）

午餐：垮炖鱼（鲤鱼带骨 40 克），油 2 克

红烧冬瓜 200 克，油 5 克

熬白菜 100 克北豆腐 50 克

米饭（大米 50 克）

晚餐：炒肉片 25 克鲜蘑 150 克胡萝卜 25 克，油 5 克

醋烹豆芽 100 克，油 3 克

麻酱 5 克拌菠菜 200 克加蒜末

馒头 35 克（熟重）

红豆粥（大米 15 克，红豆 10 克）

🍲 星期日

早餐：豆腐脑 200 毫升

馒头 70 克（熟重）

荷包蛋（带壳 60 克），油 5 克

午餐：拌荞麦面条（荞麦面条 50 克）

炒肉丝 25 克蒜黄 50 克白菜丝 50 克，油 5 克

炒柿椒丝 50 克豆腐干 25 克，油 3 克

生黄瓜条 100 克

晚餐：酱兔肉（生 50 克）

炒圆白菜 150 克西红柿 50 克，油 5 克

海米 5 克熬冬瓜 150 克

金银卷（白面 25 克，玉米面 25 克）

1000～1100 千卡——每日四餐

🍲 星期一

早餐： 牛奶 250 毫升加燕麦片 25 克

咸面包片 35 克（熟重）

小酱菜 5 克

午餐： 葱花 20 克摊鸡蛋（带壳 60 克），油 5 克

瘦白肉 25 克熬冬瓜 100 克

拌黄瓜 100 克西红柿 100 克

家常饼 70 克（熟重）

下午加餐： 苏打饼干 2 片，西红柿 100 克

晚餐： 瘦肉丝 25 克炒柿椒丝 100 克，油 5 克

炒豆芽 150 克，油 5 克

焯豇豆码 100 克

煮莜麦面条 70 克

🍲 星期二

早餐： 豆腐脑 200 克

烧饼（面粉 50 克）

茶鸡蛋（带壳 60 克）

午餐： 炒鸡丁 25 克黄瓜丁 100 克，油 5 克

虾皮 3 克炒圆白菜 150 克，油 5 克

麻酱 5 克拌茄泥 100 克加蒜末

米饭（大米 50 克）

下午加餐： 冲魔芋精粉（2.5 克加水 200 毫升熬熟，可加甜味剂）

西瓜（200 克带皮）

晚餐： 炒牛肉丝 25 克芥兰丝 100 克，油 5 克

拌莴笋丝 80 克胡萝卜丝 20 克

生西红柿 200 克

玉米面窝头 35 克（熟重）

绿豆粥（绿豆 25 克）

🍲 星期三

早餐：牛奶 250 毫升

素包子（面粉 50 克，鸡蛋半个，韭菜 30 克）

香干 25 克

午餐：垮炖鱼（带骨 40 克），油 5 克

香菇（干，5 克）炒小白菜 100 克，油 5 克

炝芹菜 80 克胡萝卜 20 克

米饭（大米 50 克）

下午加餐：冲魔芋精粉 2.5 克（加水 200 毫升熬熟）

草莓 200 克

晚餐：水饺（面粉 50 克，瘦肉末 25 克，芹菜 60 克）

焖扁豆 150 克，油 5 克

拌三色魔芋丝（魔芋 100 克，柿椒 30 克，胡萝卜 20 克）

🍲 星期四

早餐：豆浆 400 毫升

烤馒头片 70 克（熟重）

咸鸭蛋（带壳 60 克）

午餐：瘦白肉 25 克熬小白菜 100 克

炒芹菜 100 克干丝 25 克，油 5 克

拌海带丝（100 克，水发）胡萝卜丝 20 克

花卷 70 克（熟重）

下午加餐：苏打饼干 2 片（1/4 两，15 克左右）

黄瓜 100 克

晚餐：蒸茄夹（瘦肉末 25 克，茄子 100 克）

烧小萝卜 100 克加青蒜，油 10 克

麻酱 5 克拌菠菜 100 克

金银卷（白面玉米面共 25 克）

小米粥（小米 25 克）

星期五

早餐： 龙须面 25 克卧鸡蛋（带壳60克）小白菜 50 克

黑面包 35 克（熟重）

豆腐干 25 克

午餐： 汆丸子（猪肉 25 克）小白菜 100 克

炒茄片 150 克，油 5 克

拌小萝卜丝 100 克

米饭（大米 50 克）

晚餐： 蒸冬瓜夹（瘦肉末 25 克，冬瓜 150 克）

炒木耳菜 150 克加蒜末，油 5 克

生西红柿 150 克

馒头 35 克（熟重）

紫米粥（紫米 25 克）

睡前： 无糖酸奶 130 毫升

苏打饼干 2 片（约 13 克）

星期六

早餐： 玉米面粥（玉米面 25 克）

麻酱咸花卷 35 克（熟重）

茶鸡蛋（带壳 60 克）

腌萝卜条 10 克

午餐： 小笼包（面粉 50 克，肉末 25 克）

焖扁豆 150 克，油 5 克

拌魔芋丝 80 克芹菜 20 克

海米 5 克冬瓜 100 克做汤

晚餐： 炖肉片 25 克水发海带 100 克，油 5 克

炒圆白菜 100 克西红柿 50 克，油 5 克

麻酱 5 克拌豇豆 5 克

发糕（面粉 25 克）

绿豆粥（绿豆 25 克）

睡前： 无糖酸奶 130 克，草莓 200 克

🍲 星期日

早餐： 燕麦粥（燕麦片 25 克）

咸面包 35 克（熟重）

煮鸡蛋（带壳 60 克）

腌小黄瓜 50 克

午餐： 氽鸡丸 25 克菠菜 100 克

炒苦瓜 100 克，油 5 克

炝莴笋丝 100 克少加胡萝卜丝 20 克，香油 2 克

米饭（大米 50 克）

晚餐： 瘦肉片 25 克西葫芦 100 克，油 5 克

炒茄片 150 克，油 5 克

拌黄瓜 100 克干丝 15 克

馒头 35 克（熟重）

小米粥（小米 25 克）

睡前： 牛奶 250 毫升加魔芋精粉 2.5 克熬熟

1000~1100 千卡——每日五餐

🍲 星期一

早餐：小米粥（小米 25 克）

烤咸面包（咸面包 35 克）

煮鸡蛋（带壳 60 克）

酱黄瓜 20 克

午餐：瘦肉片 25 克炒菜花 100 克胡萝卜 20 克，油 5 克

海米 5 克拌芹菜 50 克

香菇 5 克熬小白菜 100 克

米饭（大米 50 克）

下午加餐：冲魔芋精粉 2.5 克加甜味剂加水 200 毫升熬熟

晚餐：炒瘦肉片 25 克白萝卜条 100 克加青蒜，油 5 克

炒油菜 150 克口蘑（湿重 50 克），油 5 克

黄瓜 50 克西红柿 50 克汤

麻酱咸花卷 70 克（熟重）

睡前：牛奶 250 毫升，苏打饼干 2 片（约 13 克）

🍲 星期二

早餐：玉米面粥（25 克）

烤馒头（馒头 35 克）

腌鸡蛋（带壳 60 克）

酱豆腐 10 克

午餐：清炖鸡块（25 克）大白菜 100 克

炒西葫芦 100 克，油 5 克

拌海带丝（水发 100 克）

米饭（大米 50 克）

下午加餐：魔芋精粉 2.5 克加水 200 毫升熬熟

苹果 100 克

晚餐：煎带鱼（带骨 40 克），油 5 克

炒茼蒿 200 克加蒜末，油 5 克

酱油茄 100 克加香菜

蒸千层饼 70 克（熟重）

睡前： 牛奶 250 毫升

生西红柿 100 克

🍲 星期三

早餐： 蒸蛋羹（鸡蛋 60 克）

白米粥（大米 25 克）

金银卷（面粉、玉米面共 25 克）

小酱萝卜 10 克

午餐： 瘦肉丝 25 克炒蒜苗 100 克，油 5 克

醋熘大白菜 100 克胡萝卜 20 克，油 5 克

海米 5 克熬小白菜 100 克

米饭（大米 50 克）

下午加餐： 牛奶 250 毫升加魔芋精粉 2.5 克熬熟

晚餐： 汆丸子 25 克冬瓜 100 克

炒圆白菜 100 克西红柿 50 克，油 5 克

麻酱拌黄瓜 100 克

烙饼 70 克（熟重）

睡前： 苏打饼干 2 片，煮白木耳 15 克（干）

🍲 星期四

早餐： 豆浆 200 毫升

油条（熟重 50 克）

茶鸡蛋（带壳 60 克）

小咸菜 10 克

午餐： 家常炖小黄鱼（生重 40 克）

烧冬瓜 200 克，油 5 克

海米 5 克熬萝卜 100 克

米饭（大米 50 克）

下午加餐： 无糖酸奶 130 毫升

鲜玉米 100 克（带棒芯）

晚餐：肉片 25 克鲜蘑 100 克黄瓜 50 克，油 5 克

炒柿椒丝 100 克水芥丝 50 克，油 5 克

酸辣鸡血 25 克豆腐 50 克汤

玉米面发糕（玉米面 50 克）

睡前：魔芋精粉 2.5 克加水 200 毫升熬熟

生西红柿 100 克

🍲 星期五

早餐：西红柿 50 克龙须面 25 克

烧饼 35 克（熟重）

松花蛋（带壳 60 克）

小咸菜 10 克

午餐：包子（面粉 50 克，瘦肉 25 克，白菜 50 克）

炒西葫芦 150 克，油 5 克

拌豆芽 100 克胡萝卜 20 克

海米 5 克熬小白菜 50 克豆腐 50 克

下午加餐：牛奶 250 毫升

鲜玉米 100 克（带棒芯）

晚餐：清炖排骨 25 克水发海带 100 克

焖扁豆 100 克加蒜末，油 5 克

拌白菜心 100 克

米饭（大米 50 克）

睡前：魔芋精粉 2.5 克加水 200 毫升熬熟

🍲 星期六

早餐：牛奶 250 毫升

黑面包 70 克（熟重）

咸鸭蛋（带壳 60 克）

午餐：清蒸活鲤鱼（带骨 40 克）

炒木耳（干 10 克）菠菜 150 克，油 5 克

　　　　醋烹豆芽 150 克，油 5 克

　　　　麻酱咸花卷 70 克（熟重）

下午加餐：魔芋精粉 2.5 克加水 200 毫升熬熟

晚餐：砂锅大白菜（瘦白肉 25 克，大白菜 100 克，香菇 5 克，海米 5 克）

　　　　蚝油生菜 200 克，蚝油 5 克

　　　　蒸茄子 100 克加酱油汁

　　　　烙饼 70 克（熟重）

睡前：煮白木耳（干 15 克）

　　　　苹果 100 克

🍚 **星期日**

早餐：小米粥（小米 25 克）

　　　　油条（熟重 25 克）

　　　　鹌鹑蛋（带壳 60 克）

　　　　八宝菜 10 克

午餐：瘦肉丝 25 克炒黄豆芽 100 克，油 5 克

　　　　炒香菇（干重 5 克）油菜 150 克，油 5 克

　　　　黄瓜 50 克西红柿 50 克汤

　　　　米饭（大米 50 克）

下午加餐：魔芋精粉 2.5 克加水 200 毫升熬熟

晚餐：酱鸡翅（生重 35 克）

　　　　素什锦丁（黄瓜 50 克，莴笋 50 克，口蘑 20 克，胡萝卜 20 克），油 5 克

　　　　莴笋叶 100 克蘸黄酱

　　　　馒头 35 克（熟重）

　　　　紫米粥（紫米 25 克）

睡前：牛奶 250 毫升

　　　　苏打饼干 2 片

1200～1300千卡系列

能量及营养素含量分析

食物	重量（克）	蛋白质（克）	脂肪（克）	碳水化合物（克）	热量（千卡）
总计	–	50	42	168	1260
产热%		16	30	54	
谷类	175/3.5	14	–	140	630
蔬菜	500/10	5	–	17	90
奶类	250/5	8	8	9	135
蛋类	50/1	9	6	–	90
肉类	50/1	9	6	–	90
豆腐	50/1	5	2	2	45
油脂	20/2 汤匙	–	20		180

1200～1300 千卡——每日三餐

😋 星期一

早餐： 牛奶 250 毫升

黑面包 70 克（熟重）

咸鸭蛋约半个（带壳 30 克）

午餐： 瘦肉末 25 克 小白菜 100 克 豆腐 50 克，油 8 克

口蘑 20 克（湿重）烧冬瓜 150 克，油 5 克

拌水发海带丝 100 克

烙饼 75 克（熟重）

龙须面 25 克加青菜叶 50 克

晚餐： 炖瘦肉 50 克 大白菜 100 克，油 2 克

炒香菇 5 克（干重）油菜 150 克，油 5 克

生西红柿 100 克

馒头 35 克（熟重）

玉米面粥（玉米面 25 克）

😋 星期二

早餐： 豆浆 400 毫升

油条（熟重 50 克）

煮鹌鹑蛋（带壳 30 克，约 3 个）

小酱萝卜 10 克

午餐： 瘦肉末 25 克 芹菜末 100 克，油 5 克

炒茄片 100 克，油 5 克

黄瓜丝 50 克拌南豆腐 100 克

馅饼（面粉 50 克，肉末 25 克，韭菜 30 克），油 3 克

小米粥（小米 25 克）

晚餐： 清炖排骨（肉 25 克）水发海带 100 克

焖扁豆 150 克，油 5 克

拌白萝卜丝 100 克，香油 2 克

米饭（大米 50 克）

🍲 **星期三**

早餐: 牛奶 250 毫升加燕麦片 25 克

馒头 35 克（熟重）

熟火腿 20 克

小咸菜少许

午餐: 拌荞麦面条 105 克（生重）

瘦肉丝 25 克炒扁豆 100 克，油 5 克

炒鸡蛋 1 个 西红柿 150 克，油 5 克

生黄瓜 100 克

晚餐: 炒三丝（肉丝 25 克，魔芋 100 克，柿椒 20 克，胡萝卜 20 克），油 5 克

炒木耳 10 克（干重）菠菜 150 克，油 5 克

玉米面发糕（面粉 25 克）

白米粥（大米 25 克）

🍲 **星期四**

早餐: 豆浆 400 毫升

烤馒头（馒头 75 克）

煎荷包蛋（带壳 60 克），油 5 克

小咸菜 10 克

午餐: 炒饭（米 75 克，香肠 20 克，黄瓜 50 克，胡萝卜 50 克），油 5 克

炒木耳圆白菜 150 克 西红柿 50 克，油 5 克

拌黄瓜 100 克 干丝 25 克

虾皮 3 克 冬瓜 100 克做汤

晚餐: 小笼包子（面粉 50 克，肉末 25 克）

炒西葫芦 150 克，油 5 克

熬大白菜 100 克豆腐 50 克

拌水发海带丝 100 克

🍲 **星期五**

早餐： 牛奶 250 毫升

　　　　咸面包 75 克（熟重）

　　　　卤鸡蛋（带壳 60 克）

午餐： 水饺（面粉 75 克，肉末 25 克，白菜 100 克，3 克油）

　　　　炒芹菜 150 克 香干 25 克，油 5 克

　　　　醋熘圆白菜 100 克 胡萝卜 20 克，油 5 克

　　　　生西红柿 100 克

晚餐： 盐水青虾（带壳 40 克）

　　　　炒木耳（干重 10 克）菠菜 150 克，油 5 克

　　　　拌心里美萝卜 100 克，香油 2 克

　　　　馒头 35 克（熟重）

　　　　小疙瘩汤（面粉 25 克）加青菜

🍲 **星期六**

早餐： 牛奶 250 毫升

　　　　麻酱咸花卷 75 克（熟重）

　　　　茶鸡蛋（带壳 60 克）

午餐： 葱烧水发海参 200 克，油 10 克

　　　　炒茼蒿 200 克，油 5 克

　　　　萝卜丝 100 克做酸辣汤

　　　　米饭（大米 75 克）

晚餐： 清炖鸡块（肉 25 克）冬瓜 150 克香菇 5 克（干重）

　　　　炒油菜 150 克豆腐片 25 克，油 5 克

　　　　拌豆芽 100 克胡萝卜 20 克

　　　　芝麻烧饼 75 克（熟重）

🍲 星期日

早餐： 豆腐脑 200 克

鹌鹑蛋（带壳 30 克，约 3 个）

素包子（鸡蛋 30 克，韭菜 50 克，油 2 克）

午餐： 红烧平鱼（带骨 40 克），油 3 克

炒豆芽 200 克 韭菜 50 克，油 5 克

熬小白菜 100 克 豆腐 50 克

米饭（大米 75 克）

晚餐： 红烧鸡翅（肉 25 克）

烧菜花 150 克 胡萝卜 20 克，油 5 克

海米 5 克炒芹菜 100 克，油 5 克

玉米面发糕（玉米面 25 克）

龙须面 25 克加西红柿 50 克

1200～1300 千卡——每日四餐

🍲 星期一

早餐： 牛奶 250 毫升

烤咸面包片（面包片 70 克）

午餐肉 20 克

午餐： 炒茼蒿 200 克，油 5 克

松花蛋（带壳 60 克）拌南豆腐 150 克，香油 2 克

生西红柿 200 克

紫菜虾皮汤

花卷 75 克（熟重）

下午加餐： 草莓 300 克

晚餐： 瘦肉丝 25 克 榨菜 10 克 圆白菜丝 100 克，油 7 克

炒素什锦丁（黄瓜 50 克，笋丁 50 克，胡萝卜 50 克），油 6 克

冬瓜 100 克加香菜做汤

米饭（大米 50 克）

🍲 星期二

早餐： 豆浆 400 毫升

茶鸡蛋（带壳 60 克）

馒头 75 克（熟重）

小酱菜 10 克

午餐： 鸡丝 25 克 炒茭白 100 克，油 8 克

炒木耳菜 200 克加蒜末，油 5 克

黄瓜 50 克 西红柿 50 克做汤

荷叶饼 75 克（熟重）

下午加餐： 西瓜（带皮重量 500 克）

晚餐： 炒瘦肉丝 25 克 芹菜 100 克 干丝 50 克，油 4 克

麻酱 5 克拌茄泥 150 克

烧冬瓜 150 克，油 3 克

金银卷（面粉加玉米面 25 克）

绿豆粥（绿豆加大米 25 克）

🍚 **星期三**

早餐： 牛奶 250 毫升

鸡蛋摊饼（面粉 50 克，鸡蛋一个，葱花，油 5 克）

小酱萝卜 10 克

午餐： 面条 70 克（生重）

炒瘦肉丝 25 克 柿椒丝 50 克 干丝 25 克，油 5 克

炒豇豆 100 克 西红柿 50 克，油 5 克

生黄瓜条 100 克

下午加餐： 小蛋糕（面粉 25 克）

西红柿 150 克

晚餐： 瘦白肉 25 克 海米 5 克 冬瓜 200 克做汤

炒苋菜 200 克加蒜末，油 5 克

炝莴笋 100 克 胡萝卜 20 克

米饭（大米 50 克）

🍚 **星期四**

早餐： 无糖酸奶 130 毫升

茶鸡蛋（带壳 60 克）

玉米面发糕 75 克（熟重）

小酱黄瓜 10 克

午餐： 清蒸活鲤鱼（带骨 80 克）

炒圆白菜 100 克 西红柿 100 克，油 5 克

拌菠菜 100 克 干丝 25 克

火烧 75 克（熟重）

下午加餐： 草莓 300 克

晚餐： 小笼包（面粉 50 克，肉末 25 克）

炒生菜 200 克，油 5 克

炝芹菜 100 克 花生米 15 克

海米 5 克 冬瓜 100 克做汤

🍲 星期五

早餐： 燕麦粥（燕麦 25 克）

咸面包 35 克（熟重）

蒸蛋羹（带壳 60 克）

腌黄瓜 50 克

午餐： 瘦肉丝 50 克 炒苦瓜 150 克，油 5 克

炒小白菜 150 克，油 5 克

西红柿 50 克 豆腐 50 克做汤

米饭（大米 50 克）

晚餐： 炒瘦肉丁 25 克 柿椒丁 100 克，油 5 克

炒茄片 100 克 西红柿 50 克，油 5 克

生菜 50 克蘸黄酱

千层饼 35 克（熟重）

小米粥（小米 25 克）

睡前： 酸奶 130 毫升

苏打饼干 4 片

🍲 星期六

早餐： 小米粥（小米 25 克）

烤馒头片（馒头 35 克）

咸鸭蛋（带壳 60 克）

午餐： 蒸冬瓜夹（肉末 25 克，冬瓜 150 克）

素烧茄子 200 克加蒜末，油 10 克

香菜 10 克 小萝卜片 50 克做汤

米饭（大米 50 克）

晚餐： 酱鸡翅（肉 50 克）

炒蕹菜（空心菜）150 克，油 8 克

炝芹菜 100 克 腐竹（干 20 克），油 2 克

烙饼 75 克（熟重）

睡前： 酸奶 130 毫升

西瓜（带皮重量 500 克）

☕ 星期日

早餐： 牛奶 250 毫升

　　　　麻酱咸花卷 75 克（熟重）

　　　　鹌鹑蛋（带壳 30 克）

　　　　腌小萝卜丝 50 克

午餐： 拌麻酱面（麻酱 10 克，生面条 70 克）

　　　　瘦肉丝 25 克炒扁豆丝 100 克，油 5 克

　　　　炒鸡蛋 30 克，油 3 克

　　　　生黄瓜 100 克 小萝卜 50 克切丝作面码

晚餐： 炒瘦肉片 25 克 莴笋 100 克 胡萝卜 20 克，油 5 克

　　　　炒小白菜 150 克 豆腐 50 克，油 5 克

　　　　西葫芦 50 克做汤

　　　　米饭（大米 50 克）

睡前： 西瓜 500 克（带皮重量）

1200～1300 千卡——每日五餐

🍲 星期一

早餐： 牛奶 250 毫升

花卷 75 克（熟重）

煎鸡蛋（带壳 60 克），油 5 克

小咸菜 10 克

午餐： 瘦肉片 25 克焖扁豆 150 克，油 5 克

拌芹菜 100 克干丝 25 克

白菜 100 克 豆腐 50 克 海米 5 克做汤

米饭（大米 50 克）

下午加餐： 苹果 200 克（或换苏打饼干 4 片）

晚餐： 炖瘦肉片 25 克 水发海带 100 克，油 5 克

炒豆芽 150 克，油 5 克

拌黄瓜 150 克

馒头 35 克（熟重）

小米粥（小米 25 克）

睡前： 生西红柿 100 克

魔芋精粉 2.5 克和水 200 毫升熬熟

🍲 星期二

早餐： 豆浆 400 毫升

芝麻烧饼 75 克（熟重）

鹌鹑蛋（带壳 30 克）

酱豆腐 5 克

午餐： 氽鸡肉丸 50 克小白菜 150 克

炒茄片 150 克西红柿 50 克，油 5 克

拌白萝卜 100 克

米饭（大米 50 克）

下午加餐： 梨 200 克（可换主食约 25 克）

晚餐： 瘦肉片 25 克 鲜蘑 150 克配黄瓜 50 克，油 5 克

烧菜花 100 克 胡萝卜 20 克，油 5 克

黄瓜丝 50 克拌北豆腐 100 克，香油 2 克

白面发糕 35 克（熟重）

紫米粥（紫米加大米共 25 克）

睡前：银耳羹（干 15 克）

苏打饼干 2 片

星期三

早餐：豆腐脑 200 毫升

咸面包片 70 克（熟重）

咸鸭蛋（带壳 30 克）

午餐：烧小黄鱼（带骨 80 克），油 5 克

醋熘白菜 150 克 胡萝卜 20 克，油 5 克

鸡蛋 30 克西红柿 100 克做汤

米饭（大米 50 克）

下午加餐：橘子 200 克（可换主食约 25 克）

晚餐：蒸冬瓜夹（肉末 25 克，冬瓜 150 克）

炒木耳（干重 10 克）油菜 150 克，油 8 克

酱油茄 150 克加香菜少许，油 2 克

玉米面窝头 35 克（熟重）

红豆粥（红豆加大米共 25 克）

睡前：魔芋精粉 2.5 克加水 200 毫升熬熟

生西红柿 100 克

星期四

早餐：小米粥（小米 25 克）

油条 25 克（熟重）

煮鸡蛋（带壳 60 克）

炝莴笋 50 克豆干 25 克

午餐：包子（面粉 50 克，肉末 25 克，大白菜 50 克），油 2 克

拌水发海带丝 100 克

　　　炒西葫芦 1150 克，油 5 克

　　　熬小白菜 100 克 北豆腐 50 克

下午加餐： 苹果 200 克（可换主食约 25 克）

　晚餐： 葱烧水发海参 200 克，油 8 克

　　　　香菇（干重 5 克）炒油菜 200 克，油 5 克

　　　　西红柿 50 克 黄瓜 50 克做汤

　　　　米饭（大米 50 克）

睡前： 牛奶 200 毫升

　　　苏打饼干 2 片（约 13 克）

🍲 **星期五**

早餐： 豆浆 400 毫升

　　　小笼包（面粉 50 克，肉末 25 克）

　　　鹌鹑蛋（带壳 30 克）

　　　腌黄瓜 50 克

午餐： 什锦炒饭（大米 50 克，火腿 10 克，黄瓜 50 克，胡萝卜 20 克，油 5 克）

　　　炒大白菜 100 克 豆腐 50 克 木耳（干重 10 克），油 5 克

　　　拌心里美萝卜 100 克

　　　鸡蛋半个（约 30 克）西红柿 100 克做汤

下午加餐： 魔芋精粉 2.5 克加水 200 毫升熬熟

　　　　苏打饼干 2 片

晚餐： 蒸茄夹（肉末 25 克，茄子 150 克）

　　　炒菠菜 150 克，油 5 克

　　　烧白萝卜 100 克加青蒜，油 5 克

　　　馒头 35 克（熟重）

　　　玉米面粥（玉米面 25 克）

睡前： 鲜玉米 200 克（带棒芯重量）

🍲 星期六

早餐： 牛奶 250 毫升

馒头 75 克（熟重）

煎鸡蛋（带壳 60 克），油 5 克

酱豆腐 5 克

午餐： 烤鸭（肉 50 克）

醋烹豆芽 200 克，油 5 克

焖扁豆 150 克，油 5 克

西红柿 50 克 黄瓜 50 克做汤

荷叶饼 75 克（熟重）

下午加餐： 橘子 100 克

魔芋精粉 2.5 克加水 200 毫升熬熟

晚餐： 清炖鸡块（肉 25 克），小白菜 100 克 香菇（干 5 克）

炒菜花 150 克 胡萝卜 20 克，油 5 克

芥末拌菠菜 100 克

米饭（大米 50 克）

睡前： 蛋糕（熟重 35 克）

银耳羹（干 10 克）

🍲 星期日

早餐： 玉米面粥（玉米面 25 克）

油饼（熟重 25 克）

松花蛋（带壳 60 克）拌南豆腐 100 克

午餐： 瘦肉丝 25 克 炒芹菜 50 克 魔芋丝 100 克 胡萝卜 20 克，油 10 克

酸菜 150 克，冻豆腐 100 克，油 5 克

海米 5 克 冬瓜 100 克做汤

米饭（大米 50 克）

下午加餐： 苏打饼干 2 片

银耳羹（干 10 克）

晚餐： 午餐肉 35 克

　　　炒香菇（干重 5 克）油菜 200 克，油 5 克

　　　拌水发海带丝 100 克

　　　馒头（熟重 35 克）

　　　小疙瘩汤（面粉 25 克）加青菜叶

睡前： 橙子 200 克

1400～1500 千卡系列

能量及营养素含量分析

食 物	重量（克）	蛋白质（克）	脂肪（克）	碳水化合物（克）	热量（千卡）
总计		61	48	188	1440
产热%		17	30	53	
谷类	200	16	–	160	720
蔬菜	500	5	–	17	90
奶类	250	8	8	9	135
蛋类	50	9	6	–	90
肉类	100	18	12	–	180
豆腐	50	5	2	2	45
油脂	20	–	20	–	180

1400～1500 千卡——每日三餐

🍲 星期一

早餐：牛奶 250 毫升加燕麦 25 克

烤咸面包 35 克（熟重）

五香茶蛋（带壳 60 克）

午餐：煎带鱼（带骨 80 克），油 5 克

炒口蘑 20 克（湿重）油菜 150 克，油 5 克

炝白萝卜 100 克 胡萝卜丝 20 克，香油 2 克

家常饼 75 克（熟重）

小米粥（小米 25 克）

晚餐：清炖排骨（带骨 50 克）大白菜 100 克 香菇 5 克

炒圆白菜 150 克 西红柿 50 克，油 5 克

拌芹菜 50 克 豆腐干 25 克

米饭（大米 75 克）

🍲 星期二

早餐：豆浆 400 毫升

煎鸡蛋（带壳 60 克），油 5 克

馒头片 75 克（熟重）

小咸菜 5 克

午餐：熘两样加配（猪肝 25 克，猪肉 25 克，黄瓜 100 克），油 10 克

芥末拌菠菜 200 克

海米 5 克 冬瓜 100 克做汤

米饭（大米 75 克）

晚餐：猪肉末 25 克炒小白菜 100 克豆腐 100 克，油 5 克

拌黄瓜 100 克西红柿 100 克

馄饨（面粉 50 克，肉末 25 克）

紫米馒头 35 克（熟重）

🍲 星期三

早餐： 小米粥（小米 25 克）

金银卷（面粉 25 克）

黄瓜丝 50 克拌北豆腐 100 克

午餐： 拌荞麦面条 105 克（生重）

瘦肉丝 25 克炒榨菜丝 50 克，油 5 克

炒柿椒丝 100 克干丝 50 克，油 5 克

焯扁豆丝 100 克作面码

晚餐： 炖肉片 50 克海带 100 克

醋熘大白菜 100 克胡萝卜 20 克，油 5 克

西红柿 50 克鸡蛋 1 个做汤

米饭（大米 50 克）

麻酱咸花卷 35 克（熟重）

🍲 星期四

早餐： 豆浆 400 毫升

油条 50 克（熟重）

鹌鹑蛋（带壳 30 克约 3 个）

腌黄瓜 50 克

午餐： 垮炖胖头鱼（带骨 80 克），油 2 克

炒木耳（干 10 克）油菜 150 克，油 5 克

酸菜 100 克 冻豆腐 100 克做汤

米饭（大米 75 克）

晚餐： 猪肉丸（瘦肉生重 50 克）

焖扁豆 150 克 西红柿 50 克，油 5 克

香菜 5 克烧冬瓜 150 克，油 5 克

素包子（面粉 50 克，虾皮少许，韭菜 30 克，鸡蛋 30 克）

玉米面粥（玉米面 25 克）

🍲 星期五

早餐： 牛奶 250 毫升

麻酱咸花卷 75 克（熟重）

煮鸡蛋（带壳 60 克）

咸菜少许

午餐： 瘦肉片 25 克 小白菜 150 克 豆腐 50 克，油 5 克

烧萝卜条 150 克加青蒜少许，油 5 克

拌生西红柿 150 克

小笼包（面粉 50 克，肉末 25 克）

紫米粥（紫米 25 克）

晚餐： 清炖牛肉 50 克 白萝卜 100 克

炒菠菜 100 克，油 5 克

醋烹豆芽 150 克 加少许胡萝卜，油 5 克

米饭（大米 75 克）

🍲 星期六

早餐： 牛奶 250 毫升

蒸蛋羹（带壳 60 克）

烤馒头片（馒头 75 克）

酱豆腐 5 克

午餐： 炒饭（米饭熟重 200 克，香肠 20 克，黄瓜 50 克，胡萝卜 20 克），油 5 克

炒生菜 200 克加蒜末，油 5 克

拌小萝卜丝 100 克

海米 5 克小白菜 50 克豆腐 50 克做汤

晚餐： 肉片 50 克 鲜蘑 200 克 配黄瓜 50 克，油 10 克

拌三色魔芋丝（魔芋 100 克，柿椒 25 克，胡萝卜 20 克）

玉米面发糕 75 克

白米粥（大米 25 克）

🍲 星期日

早餐：牛奶 250 毫升

　　　　芝麻烧饼 75 克（熟重）

　　　　鹌鹑蛋（带壳 30 克）

　　　　八宝酱菜 5 克

午餐：炒生面条 105 克（肉末 25 克，菠菜 100 克，鸡蛋 25 克，油 10 克）

　　　　炒肉丝 25 克 圆白菜 100 克 榨菜 10 克，油 5 克

　　　　海米 5 克 拌芹菜 100 克

　　　　鸡血 25 克 豆腐 50 克做汤

晚餐：酱鸡翅 70 克（生重）

　　　　炒香菇（干 5 克）油菜 200 克，油 5 克

　　　　拌水发海带丝 100 克

　　　　烙饼 75 克

　　　　二米粥（大米小米共 25 克）

1400～1500 千卡——每日四餐

星期一

早餐： 牛奶 250 毫升

花卷 75 克

五香茶蛋（带壳 60 克）

小酱黄瓜 10 克

午餐： 瘦肉丝 50 克炒苦瓜 150 克，油 10 克

拌黄瓜 100 克 豆腐丝 50 克

酸辣冬瓜汤，冬瓜 100 克加香菜少许

米饭（大米 75 克）

下午加餐： 草莓 300 克（可换主食 25 克）

晚餐： 捞面条 70 克（生重）

炒瘦肉丝 25 克 茄子 150 克，油 5 克

炒扁豆丝 100 克，油 5 克

生黄瓜条 100 克

星期二

早餐： 豆浆 400 毫升

咸鸭蛋（带壳 60 克）

烤馒头片（馒头 75 克）

午餐： 烧鳝鱼（带骨 80 克），油 5 克

炒生菜 200 克加蒜末，油 5 克

拍拌黄瓜 100 克 西红柿 100 克

米饭（大米 75 克）

下午加餐： 西瓜带皮 500 克（或换主食 25 克）

晚餐： 瘦酱肉（生重 50 克）

炒茄片 200 克加蒜末，油 8 克

炝芹菜 150 克 腐竹 20 克，香油 2 克

烙饼 35 克（熟重）

绿豆粥（绿豆大米共 25 克）

🍲 **星期三**

早餐： 牛奶 250 毫升

　　　　咸面包 70 克（熟重）

　　　　暴腌鸡蛋（带壳 60 克）

　　　　咸菜少许

午餐： 炒饼（烙饼 105 克，瘦肉丝 25 克，菠菜 50 克，鸡蛋 25 克），油 10 克

　　　　炒豇豆 100 克西红柿 50 克，油 5 克

　　　　拌海带丝 100 克

下午加餐： 桃子 200 克（或换主食 25 克）

晚餐： 砂锅豆腐（瘦白肉 25 克，豆腐 100 克，香菇 5 克，海米 5 克）

　　　　炒木耳菜 200 克加蒜末，油 5 克

　　　　拍拌黄瓜 150 克

　　　　米饭（大米 50 克）

🍲 **星期四**

早餐： 白米粥（大米 25 克）

　　　　花卷 35 克（熟重）

　　　　鹌鹑蛋 30 克（带壳）

　　　　黄瓜丝 100 克拌豆腐丝 25 克

午餐： 炒鸡丁 50 克 柿椒 100 克，油 10 克

　　　　烧丝瓜 150 克，油 5 克

　　　　西红柿 100 克 鸡蛋 30 克做汤

　　　　米饭（大米 75 克）

晚餐： 炒小白菜 150 克 豆腐 50 克，油 5 克

　　　　拌三色魔芋丝（魔芋 100 克，柿椒 50 克，胡萝卜 20 克）

　　　　小笼包（面粉 50 克，肉末 25 克）

睡前： 酸奶 130 毫升

　　　　苏打饼干 4 片

🍲 星期五

早餐：豆浆 400 毫升

芝麻火烧 75 克（熟重）

火腿 20 克

午餐：西红柿 200 克炒鸡蛋一个，油 5 克

炒圆白菜 150 克 干丝 50 克，油 5 克

麻酱 10 克拌豇豆 150 克加蒜末

花卷 75 克（熟重）

龙须面 25 克加青菜叶

晚餐：肉丝 50 克炒茭白 150 克，油 5 克

酱油茄 150 克 加香菜

虾皮 3 克 紫菜 5 克 香菜少许做汤

米饭（大米 50 克）

睡前：草莓 300 克

🍲 星期六

早餐：牛奶 250 毫升

油条 50 克（熟重）

鹌鹑蛋 30 克（带壳）

小酱黄瓜少许

午餐：炸酱面（莜麦面条 105 克，猪肉末 10 克，炸酱 20 克），油 2 克

炒肉丝 40 克 柿椒丝 100 克 干丝 25 克，油 10 克

焯豇豆码 50 克

黄瓜丝 50 克小萝卜丝 50 克

晚餐：卤猪肝 50 克（生重）

鸡蛋 30 克炒莴笋片 100 克，油 8 克

麻酱 10 克拌扁豆 100 克

玉米面发糕 75 克（熟重）

睡前：无糖糕点 35 克

🍲 星期日

早餐： 豆浆 400 毫升

　　　　煎鸡蛋（带壳 60 克），油 5 克

　　　　烤咸面包片（面包 75 克）

午餐： 煎带鱼（带骨 80 克）油 5 克

　　　　炒苦瓜 150 克，油 5 克

　　　　扁豆 100 克 西红柿 100 克拼盘

　　　　馒头 75 克

　　　　龙须面 25 克加青菜叶

晚餐： 水饺（面粉 50 克，肉末 25 克，芹菜 50 克）

　　　　炒西葫芦 150 克，油 5 克

　　　　拌火腿丝 10 克 黄瓜丝 100 克 干丝 50 克

睡前： 西瓜 500 克

1400 ~ 1500 千卡——每日五餐

星期一

早餐： 牛奶 250 毫升

素包子（面粉 50 克，虾皮少许，韭菜 50 克，鸡蛋半个）

暴腌鸡蛋（带壳 60 克）

午餐： 红烧平鱼（带骨 80 克），油 5 克

香菇（干重 5 克）炒油菜心 150 克，油 5 克

大白菜 100 克 豆腐 50 克做汤

米饭（大米 50 克）

下午加餐： 苹果 200 克（可换主食 25 克）

晚餐： 瘦白肉 50 克 海米 10 克 冬瓜 150 克做汤

炝芹菜 100 克胡萝卜 50 克

五香花生米 15 克（约 20 粒）

火烧 75 克（熟重）

睡前： 鲜玉米 200 克（带棒芯重量）

星期二

早餐： 豆腐脑 200 毫升

麻酱咸花卷 75 克（熟重）

五香茶鸡蛋（带壳 60 克）

午餐： 什锦炒饭（米饭 130 克，火腿 20 克，黄瓜 50 克，胡萝卜 20 克），油 5 克

拌海带丝 100 克

西红柿 50 克 黄瓜 50 克做汤

下午加餐： 猕猴桃 200 克

晚餐： 炒生菜 200 克加蒜末，油 5 克

炒素丁（黄瓜 100 克，豆腐干 50 克，胡萝卜 20 克），油 5 克

馄饨（面粉 50 克，肉末 25 克）

玉米面窝头 35 克

睡前： 小蛋糕 35 克

生西红柿 150 克

🍲 **星期三**

早餐： 豆浆 400 毫升

咸鸭蛋（带壳 60 克）

烤馒头片（馒头 75 克）

午餐： 家常炖小黄鱼（带骨 80 克），油 5 克

炒茄片 150 克 西红柿 50 克，油 5 克

芥末拌菠菜 150 克

米饭（大米 50 克）

下午加餐： 橙子 200 克

晚餐： 瘦酱肉（生重 50 克）

炒小白菜 100 克 豆腐 100 克，油 5 克

口蘑 20 克（湿重）烧冬瓜 200 克，油 5 克

烙饼 75 克（熟重）

睡前： 紫米粥（紫米 25 克）

🍲 **星期四**

早餐： 牛奶 250 毫升

芝麻烧饼 75 克（熟重）

火腿片 20 克

午餐： 汆丸子（肉末 50 克）菠菜 100 克

烧白萝卜条 150 克加青蒜 25 克，油 5 克

炒生菜 150 克加蒜末，油 5 克

米饭（大米 50 克）

下午加餐： 苹果 200 克（可换主食 25 克）

晚餐： 瘦肉片 50 克 焖扁豆 150 克，油 10 克

海米 5 克 白菜 100 克 豆腐 100 克做汤

拌黄瓜 50 克 西红柿 50 克

金银卷（玉米面白面共 50 克）

睡前： 鲜玉米 200 克（带棒芯重量）

🍲 **星期五**

早餐：豆浆 400 毫升

　　　　油条 50 克（熟重）

　　　　鹌鹑蛋 60 克（带壳）

　　　　小酱菜少许

午餐：面条 70 克（生重）

　　　　瘦肉丝 50 克 炒蒜黄 100 克 干丝 50 克，油 10 克

　　　　炒扁豆丝 100 克，油 5 克

　　　　焯豆芽码 50 克

下午加餐：柚子 200 克（可换主食 25 克）

晚餐：酱鸡翅（生重 70 克）

　　　　炒芥蓝菜 200 克，油 5 克

　　　　拌魔芋丝 100 克 柿椒 20 克 胡萝卜 10 克

　　　　玉米面发糕 75 克（熟重）

睡前：苏打饼干 4 片

　　　　煮银耳（干重 15 克）

🍲 **星期六**

早餐：牛奶 250 毫升

　　　　煎鸡蛋（带壳 60 克），油 5 克

　　　　黑面包 70 克（熟重）

午餐：砂锅小白菜（肉丸 50 克，豆腐 50 克，小白菜 50 克，海米 5 克，香菇 5 克）

　　　　炒木耳（干 10 克）大白菜 100 克，油 5 克

　　　　炒西葫芦 100 克，油 5 克

　　　　米饭（大米 50 克）

下午加餐：雪花梨 200 克（可换主食 25 克）

晚餐：盐水青虾（带壳 80 克）

　　　　炒油菜 150 克，油 5 克

　　　　拌豆芽菜 150 克 加胡萝卜丝 10 克

　　　　馒头 35 克

　　　　小米粥（小米 25 克）

睡前：小米面茶汤（面粉 25 克）可加适量甜味剂

🍲 **星期日**

早餐： 玉米碴粥（生重25克）

　　　　馒头35克

　　　　松花蛋（带壳60克）

　　　　五香豆腐干50克

午餐： 菜包子（面粉50克，肉末25克，大白菜50克）

　　　　炒肉片25克 茄片150克，油10克

　　　　熬小白菜100克 豆腐100克

　　　　拌心里美50克

下午加餐： 苹果200克（可换主食25克）

晚餐： 炖瘦肉50克 水发海带150克，油5克

　　　　炒菜花100克 西红柿100克，油5克

　　　　紫菜虾皮冬瓜100克做汤

　　　　米饭（大米50克）

睡前： 清蛋糕35克，生西红柿100克

1600～1700 千卡系列

能量及营养素含量分析

食 物	重量 （克）	蛋白质 （克）	脂肪 （克）	碳水化合物 （克）	热量 （千卡）
总计		65	48	228	1620
产热%		16	27	57	
谷类	250	20	–	200	900
蔬菜	500	5	–	17	90
奶类	250	8	8	9	135
蛋类	50	9	6	–	90
肉类	100	18	12	–	180
豆腐	50	5	2	2	45
油脂	20	–	20	–	180

1600~1700 千卡——每日三餐

星期一

早餐： 牛奶 250 毫升加燕麦片 25 克

咸面包 35 克（熟重）

鹌鹑蛋 30 克，约 3 个

小酱菜少许

午餐： 炒鸡丝 50 克笋丝 100 克，油 10 克

炒木耳（干 10 克）菠菜 150 克，油 5 克

西红柿 100 克鸡蛋 30 克做汤

米饭 260 克（熟重）

晚餐： 蒸冬瓜夹（猪肉末 50 克，冬瓜 200 克）

炒圆白菜 100 克豆腐干 25 克，油 5 克

花卷 75 克（熟重）

赤豆粥（赤豆加大米共 50 克）

星期二

早餐： 龙须面卧果加菜（龙须面 50 克，鸡蛋一个；西红柿 100 克）

黄瓜丝 50 克拌南豆腐 100 克

午餐： 醋熘大白菜 150 克少加胡萝卜，油 5 克

拌水发海带丝 100 克魔芋丝 50 克

馅饼（面粉 75 克，猪肉末 50 克，韭菜 100 克，虾皮 5 克，油 5 克）

小米粥（小米 25 克）

晚餐： 炒肝片 50 克黄瓜片 100 克，油 10 克

拌芹菜 100 克干丝 50 克

海米 5 克冬瓜 100 克做汤

米饭 260 克（熟重）

🍲 **星期三**

早餐： 牛奶 250 毫升

　　　紫米馒头 75 克

　　　茶鸡蛋（带壳 60 克）

　　　大头菜少许

午餐： 瘦肉片 50 克烧小萝卜 150 克，油 10 克

　　　炒什锦丁（黄瓜 50 克，胡萝卜 25 克，笋丁 50 克，豆腐干 25 克），油 5 克

　　　西红柿 150 克

　　　烙饼 105 克（熟重）

　　　玉米面粥（玉米面 25 克）

晚餐： 清炖排骨 50 克小白菜 100 克

　　　炒圆白菜 100 克西红柿 50 克木耳（干 10 克），油 5 克

　　　芥末拌菠菜 100 克

　　　米饭 130 克（熟重）

　　　花卷 75 克（熟重）

🍲 **星期四**

早餐： 牛奶 250 毫升

　　　蒸蛋羹（带壳 60 克）

　　　馒头 75 克（熟重）

　　　酱豆腐少许

午餐： 红烧活鲤鱼（带骨 80 克），油 5 克

　　　醋烹豆芽 150 克少加胡萝卜，油 5 克

　　　芥末拌菠菜 150 克

　　　南豆腐 50 克加少许豆苗做汤

　　　米饭 260 克（熟重）

晚餐： 海米 5 克炒芹菜 100 克，油 5 克

　　　炒苋菜 200 克加蒜末，油 5 克

　　　烧麦（面粉 75 克，猪肉 50 克加适量菜馅）

　　　紫米粥（紫米 25 克）

🍲 星期五

早餐： 豆浆 400 毫升

荷包蛋（带壳 60 克，油 5 克）

黑面包 70 克（熟重）

小咸菜少许

午餐： 炒鸡丁 50 克柿椒丁 100 克，油 10 克

拌黄瓜 100 克西红柿 50 克

菠菜 50 克鸡蛋 25 克做汤

米饭 260 克（熟重）

晚餐： 炒木耳（干 10 克）油菜 150 克，油 5 克

炝莴笋 100 克腐竹（干 20 克）

肉菜包子（面粉 50 克，猪肉 25 克，菜馅少许）

小米粥（生重 50 克）

🍲 星期六

早餐： 牛奶 250 毫升

火腿 20 克

烤咸面包片（面包片 75 克）

午餐： 鸡蛋炒饭（熟米饭 260 克，鸡蛋一个黄瓜 50 克，胡萝卜 25 克，油 10 克）

海米 5 克 小白菜 100 克 豆腐 50 克做汤

拌豆芽 150 克加胡萝卜 20 克

晚餐： 炒瘦肉片 25 克海带 100 克，油 5 克

素烧冬瓜 200 克加少许香菜，油 5 克

馄饨（面粉 50 克，猪肉 25 克）

玉米面发糕 75 克（熟重）

🍲 星期日

早餐： 豆浆 400 毫升

　　　　煮鸡蛋（带壳 60 克）

　　　　油条 50 克（熟重）

　　　　小酱菜少许

午餐： 炒饼（烙饼 140 克，瘦肉末 25 克，鸡蛋 25 克，菠菜 100 克，油 10 克）

　　　　拌小萝卜 150 克

　　　　炒圆白菜 100 克榨菜 10 克，油 5 克

　　　　南豆腐 100 克西红柿 50 克做汤

晚餐： 荞麦面蒸饺（面粉 75 克，猪肉 50 克，菜馅少许）

　　　　拌芹菜 20 克魔芋 100 克胡萝卜 20 克

　　　　大米粥（大米 25 克）

1600~1700 千卡——每日四餐

🍚 星期一

早餐： 酸奶 130 毫升

咸鸭蛋（带壳 60 克）

烤馒头片（馒头 75 克）

午餐： 炸酱面（生面条 140 克，肉末 15 克，黄酱 10 克，油 2 克）

炒瘦肉丝 35 克柿椒丝 100 克，油 10 克

炒豇豆 100 克西红柿 50 克，油 5 克

小萝卜丝 50 克作面码

下午加餐： 桃子 200 克

晚餐： 卤猪肝（生重 50 克）

烧冬瓜 200 克加香菜，油 5 克

拌黄瓜 100 克腐竹（干 20 克）

花卷 75 克（熟重）

绿豆粥（绿豆加大米共 25 克）

🍚 星期二

早餐： 绿豆粥（大米加绿豆共 25 克）

花卷 35 克

煮鸡蛋（带壳 60 克）

腌黄瓜 50 克

午餐： 炒瘦肉丝 50 克青蒜 100 克，油 8 克

酱油茄 200 克加香菜，油 2 克

黄瓜丝 50 克拌北豆腐 100 克

家常饼 150 克（熟重）

下午加餐： 酸奶 130 毫升

苏打饼干 4 片

晚餐： 炒瘦肉丝 50 克苦瓜 150 克，油 5 克

炒木耳菜 150 克加蒜末，油 5 克

炝莴笋丝 50 克胡萝卜 20 克

米饭 200 克（熟重）

星期三

早餐： 牛奶 250 毫升

金银卷 75 克（熟重）

黄瓜 50 克拌南豆腐 150 克

小酱菜少许

午餐： 炒肉丝 50 克茭白 100 克，油 10 克

炒丝瓜 150 克，油 5 克

西红柿 150 克生食

米饭 260 克（熟重）

下午加餐： 西瓜 500 克（带皮重量）

晚餐： 炖肉片 25 克扁豆 150 克，油 5 克

拍拌黄瓜 100 克

玉米面窝头 75 克（熟重）

馄饨（面粉 25 克肉末 25 克）

星期四

早餐： 豆浆 400 毫升

芝麻火烧 75 克（熟重）

腌鸡蛋（带壳 60 克）

小酱菜少许

午餐： 氽鸡丸 50 克冬瓜 150 克

炒金针菇 100 克，油 5 克

拌黄瓜丝 50 克干丝 50 克

米饭 260 克（熟重）

下午加餐： 草莓 300 克（可换主食 25 克）

晚餐： 炒瘦肉丝 25 克豇豆 150 克，油 10 克

炒茄片 100 克加蒜末，油 5 克

素包子（面粉 50 克，鸡蛋 30 克，韭菜虾皮适量）

紫米粥（紫米 25 克）

星期五

早餐： 牛奶 250 毫升

小笼包（面粉 50 克，肉末 50 克）

暴腌黄瓜 100 克

午餐： 虾仁 50 克 南豆腐 150 克配黄瓜 50 克，油 10 克

炒木耳菜 200 克加蒜末，油 5 克

拌水发海带丝 100 克

米饭 260 克（熟重）

晚餐： 白斩鸡（生重 70 克）

炒圆白菜 100 克西红柿 50 克，油 5 克

拌菠菜 150 克加芥末

花卷 75 克（熟重）

玉米碴粥（生重 25 克）

睡前： 西瓜 500 克（带皮重量）

星期六

早餐： 牛奶 250 毫升

午餐肉 35 克

烤馒头片（馒头 75 克）

午餐： 捞面（生重 140 克）

炒肉丝 25 克柿椒 100 克干丝 25 克，油 5 克

西红柿 100 克炒鸡蛋 30 克，油 5 克

焯扁豆码 100 克

生黄瓜丝 50 克

晚餐： 酱小排骨（生重 50 克）

炒生菜 200 克加蒜末，油 5 克

烧丝瓜 150 克

烙饼 75 克（熟重）

绿豆粥（米加绿豆共 25 克）

睡前： 蛋糕 35 克

生西红柿 150 克

😋 **星期日**

早餐： 白米粥（大米 25 克）

两面发糕（面粉加玉米面 25 克）

松花蛋（带壳 60 克）拌南豆腐 150 克

榨菜少许

午餐： 炒肉丝 50 克苦瓜 150 克，油 10 克

炒苋菜 200 克加蒜末，油 5 克

炝莴笋 100 克腐竹（干 20 克）

米饭 260 克（熟重）

晚餐： 清蒸鱼（带骨 80 克）

炒西葫芦 200 克，油 5 克

麻酱 20 克拌茄泥 150 克

馒头 75 克（熟重）

赤豆粥（大米加赤豆共 25 克）

睡前： 酸奶 130 毫升

苏打饼干 4 片

1600～1700 千卡——每日五餐

🍲 星期一

早餐：豆浆 400 毫升
　　　蒸蛋羹（带壳 60 克）
　　　芝麻火烧 75 克（熟重）
　　　小酱菜少许

午餐：面条 105 克（生重）
　　　炒肉丝 25 克扁豆丝 100 克，油 10 克
　　　炒干丝 25 克青蒜 100 克，油 5 克
　　　生黄瓜条 100 克

下午加餐：雪花梨 200 克

晚餐：清炖鸡块（生重 70 克）大白菜 100 克
　　　炒木耳（干 10 克）油菜 150 克，油 5 克
　　　拌心里美萝卜 50 克
　　　米饭 200 克（熟重）

睡前：牛奶 250 毫升
　　　烤馒头片（馒头 35 克）

🍲 星期二

早餐：牛奶 250 毫升
　　　煮鸡蛋（带壳 60 克）
　　　无糖蛋糕 75 克
　　　小酱菜少许

午餐：炒肉丝 25 克芹菜 100 克香干 25 克，油 10 克
　　　炒肉片 25 克菜花 100 克西红柿 100 克，油 5 克
　　　海米 5 克冬瓜 100 克做汤
　　　米饭 200 克（熟重）

下午加餐：橙子 200 克

晚餐：焖肉片 25 克扁豆 150 克，油 5 克
　　　拌魔芋 100 克少加芹菜胡萝卜柿椒丝 50 克
　　　天津包（面粉 50 克，肉末 25 克）
　　　小米粥（小米 25 克）

睡前：鲜玉米 200 克（带棒芯重量）

🍲 星期三

早餐： 豆浆 200 毫升

咸鸭蛋（带壳 60 克）

黑面包 75 克（熟重）

午餐： 炒肉末 25 克鲜蘑 150 克黄瓜 50 克，油 5 克

炒油菜 100 克豆腐片 25 克，油 5 克

烙馅饼（面粉 50 克，肉末 25 克，菜馅适量）

魔芋龙须挂面 25 克西红柿 100 克

下午加餐： 苹果 200 克

晚餐： 煎平鱼（带骨 80 克），油 5 克

炒菊花菜 200 克，油 5 克

拌豆芽 100 克

玉米面窝头 75 克（熟重）

小疙瘩汤（面粉 25 克）

睡前： 酸奶 130 毫升

苏打饼干 4 片

🍲 星期四

早餐： 豆浆 400 毫升

煎鸡蛋（带壳 60 克），油 5 克

两面发糕（面粉加玉米面共 50 克）

咸菜少许

午餐： 清炖排骨（生重 50 克）大白菜 100 克

炒小白菜 150 克北豆腐 100 克，油 5 克

拌水发海带 100 克加胡萝卜 20 克

米饭 200 克（熟重）

下午加餐： 橙子 200 克（可换主食 25 克）

晚餐： 汆卤面（莜麦面条 105 克）

肉末 25 克茄丁 100 克做卤，油 5 克

炒肉丝 25 克豆芽 100 克，油 5 克

焯芹菜末 50 克

睡前： 小蛋糕 35 克

银耳羹（干 15 克）

☕ 星期五

早餐：牛奶250毫升

　　　鹌鹑蛋（带壳60克）

　　　黑面包70克（熟重）

　　　酱豆腐少许

午餐：炒肉丝25克柿椒100克水芥丝20克，油8克

　　　瘦白肉25克熬冬瓜150克加海米5克

　　　拌白菜心50克豆腐丝25克

　　　米饭200克（熟重）

下午加餐：鸭梨200克

晚餐：炒肉片25克茄片150克，油7克

　　　炒木耳（干10克）菠菜150克，油5克

　　　拌心里美萝卜50克

　　　烙饼75克（熟重）

　　　馄饨（面粉25克，肉末25克）

睡前：清蛋糕35克

　　　生西红柿100克

☕ 星期六

早餐：大米粥（大米25克）

　　　烤馒头片（馒头35克）

　　　蒸蛋羹（带壳60克）

　　　腌芹菜50克花生米15克

午餐：汆丸子（肉末50克）小白菜100克海米5克

　　　醋烹豆芽100克加少许胡萝卜，油5克

　　　酱油茄150克香菜少许，油2克

　　　米饭200克（熟重）

下午加餐：猕猴桃200克（可换主食25克）

晚餐：清蒸活鱼（带骨80克）

　　　炒西兰花140克，油5克

　　　拌菠菜100克豆腐丝25克

　　　芝麻烧饼75克（熟重）

　　　小米粥（小米25克）

睡前：酸奶130毫升

　　　苏打饼干4片

😋 星期日

早餐：牛奶 250 毫升

花卷 75 克（熟重）

五香茶鸡蛋 1 个

小酱菜少许

午餐：炒肉丝 25 克黄豆芽 100 克，油 8 克

炒香菇（干 10 克）油菜 100 克，油 5 克

生西红柿 150 克

小笼包（面粉 50 克，肉末 25 克）

赤豆粥（赤豆加大米 25 克）

下午加餐：苹果 200 克

晚餐：炖牛肉 50 克胡萝卜 50 克，油 2 克

炒西葫芦 150 克，油 5 克

海米 5 克大白菜 100 克豆腐 50 克做汤

米饭 200 克（熟重）

睡前：燕麦即食粥 25 克

1800～1900 千卡系列

能量及营养素含量分析

食 物	重量（克）	蛋白质（克）	脂肪（克）	碳水化合物（克）	热量（千卡）
总计	-	73	50	270	1845
产热%		16	25	59	
谷类	300	24	-	240	1080
蔬菜	500	5	-	17	90
奶类	250	8	8	9	135
蛋类	50	9	6	-	90
肉类	100	18	12	-	180
豆腐	100	9	4	4	90
油脂	20	-	20	-	180

1800~1900 千卡——每日三餐

🍲 星期一

早餐： 豆浆 400 毫升
　　　　油条 50 克（熟重）
　　　　发面饼 75 克（熟重）
　　　　鹌鹑蛋（带壳 60 克）
　　　　小咸菜少许

午餐： 炒瘦肉丝 25 克芹菜 150 克，油 10 克
　　　　香椿 50 克炒鸡蛋 1 个，油 5 克
　　　　炝菠菜梗 100 克
　　　　葱花饼 105 克（熟重）
　　　　燕麦即食粥 25 克

晚餐： 氽肉丸 50 克小白菜 100 克香菇 5 克
　　　　烧冬瓜 150 克加香菜，油 5 克
　　　　炝黄瓜 100 克腐竹（干 20 克）
　　　　米饭 130 克（熟重）
　　　　金银卷（两面 50 克）

🍲 星期二

早餐： 牛奶 250 毫升
　　　　两面发糕 150 克（熟重）
　　　　咸鸭蛋（带壳 60 克）

午餐： 炒和菜（瘦肉丝 50 克，豆芽 100 克，韭菜 50 克），油 10 克
　　　　黄瓜丝 50 克拌豆腐 100 克
　　　　芥末少许拌菠菜 150 克
　　　　荷叶饼 105 克（熟重）
　　　　小米粥（小米 25 克）

晚餐： 烧带鱼（带骨 80 克），油 5 克
　　　　炒圆白菜 150 克西红柿 50 克，油 5 克
　　　　海米 5 克熬冬瓜 150 克加香菜
　　　　米饭 130 克（熟重）
　　　　紫米馒头 75 克

☕ **星期三**

早餐：豆浆 400 毫升

小笼包（面粉 100 克，瘦肉末 50 克）

拌小萝卜樱子 50 克

午餐：炒瘦肉丝 25 克青蒜 100 克，油 5 克

瘦白肉 25 克熬小白菜 100 克豆腐 50 克

拌三色魔芋 100 克加少许柿椒胡萝卜

千层饼 105 克（熟重）

荞麦龙须面 25 克

晚餐：什锦炒饭（米饭 260 克，鸡蛋 1 个，火腿 20 克，黄瓜丁 50 克，胡萝卜 50 克，油 10 克）

醋烹豆芽 200 克，油 5 克

拍拌黄瓜 100 克小萝卜 50 克

鸡血 50 克豆腐 50 克做汤

☕ **星期四**

早餐：豆腐脑 200 毫升

芝麻烧饼 75 克

松花蛋（带壳 60 克）

小酱黄瓜少许

午餐：葱烧海参 350 克（水发），油 10 克

烧大白菜 150 克豆腐 100 克，油 5 克

海米 10 克拌芹菜 100 克

米饭 260 克（熟重）

晚餐：烤鸭（肉 50 克）

炒豆芽 150 克菠菜 50 克，油 5 克

拌小萝卜丝 50 克黄瓜丝 50 克

烙饼 105 克（熟重）

紫米粥（紫米 25 克）

星期五

早餐：牛奶 250 毫升

烤馒头片（馒头 150 克）

午餐肉 35 克

暴腌黄瓜 50 克

午餐：炒生面条 140 克（鸡蛋 1 个，菠菜 100 克，猪肉末 25 克）油 10 克

炒油菜 150 克口蘑 20 克（湿重），油 5 克

拌小萝卜丝 100 克

酸辣鸡血 50 克豆腐 50 克做汤

晚餐：红烧瘦肉 50 克水发海带 100 克

醋熘大白菜 100 克胡萝卜 50 克，油 5 克

黄瓜片 50 克西红柿 50 克做汤

米饭 260 克（熟重）

星期六

早餐：豆浆 400 毫升

黑面包 140 克（熟重）

煎鸡蛋 1 个，油 5 克

酱豆腐 10 克

午餐：炒韭菜 100 克水发鱿鱼丝 100 克，油 10 克

炒菜花 100 克西红柿 100 克，油 5 克

拌菠菜 150 克少加芥末

小萝卜 50 克做汤少加香菜

米饭 260 克（熟重）

晚餐：水饺（面粉 100 克，肉末 50 克，芹菜适量）

海米 5 克熬小白菜 100 克南豆腐 150 克

拌水发海带丝 100 克胡萝卜丝 25 克

🍲 **星期日**

早餐： 小米粥（小米 50 克）

　　　　 小笼包（面粉 50 克，肉末 25 克）

　　　　 卤蛋 1 个（带壳 60 克）

　　　　 煮黄豆青豆 25 克（加花椒、盐）

午餐： 红烧鲤鱼（带骨 80 克），油 5 克

　　　　 炒圆白菜 150 克西红柿 50 克，油 5 克

　　　　 拌黄瓜丝 100 克豆腐丝 25 克

　　　　 冬瓜 100 克加香菜做汤

　　　　 米饭 260 克（熟重）

晚餐： 炒肉片 25 克鲜蘑 150 克加胡萝卜 25 克，油 5 克

　　　　 炒菠菜 100 克干丝 50 克，油 5 克

　　　　 生西红柿 100 克

　　　　 馄饨（面粉 50 克，肉末 25 克）

　　　　 玉米面发糕 75 克

1800~1900 千卡——每日四餐

😋 星期一

早餐： 绿豆粥（绿豆大米共 25 克）

　　　　咸面包 75 克（熟重）

　　　　暴腌鸡蛋（带壳 60 克）

　　　　拌芹菜 50 克豆腐丝 25 克

午餐： 炒瘦肉丝 50 克柿椒 100 克洋葱 50 克，油 5 克

　　　　炒木耳菜 200 克加蒜末，油 5 克

　　　　生西红柿 150 克

　　　　烙饼 75 克（熟重）

　　　　龙须面 50 克加黄瓜

下午加餐： 酸奶 130 毫升

　　　　　　苏打饼干 25 克（4 片）

晚餐： 烧鳝鱼（带骨 80 克），油 5 克

　　　　熬小白菜 150 克豆腐 100 克

　　　　炒豇豆 100 克加蒜末，油 5 克

　　　　米饭 130 克（熟重）

　　　　金银卷（面粉加玉米面共 50 克）

😋 星期二

早餐： 牛奶 250 毫升加燕麦片 25 克

　　　　咸面包 75 克

　　　　午餐肉 35 克

午餐： 炸酱面（面条 140 克，肉末 25 克，黄酱适量）

　　　　炒鸡蛋 1 个，油 5 克

　　　　炒豇豆 100 克西红柿 50 克，油 5 克

　　　　生黄瓜丝 100 克作面码

下午加餐： 桃子 200 克

晚餐： 蒸茄夹（肉末 50 克，茄子 200 克）

　　　　素什锦丁（黄瓜 50 克，笋丁 50 克，胡萝卜 50 克，豆腐干 50 克），油 10 克

　　　　拌莴笋丝 50 克

　　　　麻酱咸花卷 105 克（熟重）

　　　　绿豆粥（绿豆加大米共 25 克）

星期三

早餐：豆浆 400 毫升

　　　烤馒头片（馒头 105 克）

　　　咸鸭蛋 1 个

午餐：白切鸡（生重 70 克）

　　　烧茄子 150 克西红柿 50 克，油 10 克

　　　拍拌黄瓜 150 克

　　　烙饼 150 克（熟重）

下午加餐：酸奶 130 毫升

　　　　　草莓 300 克

晚餐：炒肉丝 25 克鲜榨菜 100 克，油 5 克

　　　素焖扁豆 150 克加蒜末，油 5 克

　　　馒头 75 克（熟重）

　　　红豆粥（大米加红豆 25 克）

星期四

早餐：酸奶 130 毫升

　　　芝麻烧饼 105 克（熟重）

　　　煮鸡蛋 1 个

　　　小酱菜少许

午餐：酱爆鸡丁 50 克柿椒 100 克，油 10 克

　　　炒生菜 200 克加蒜末，油 5 克

　　　黄瓜丝 50 克拌豆腐 100 克

　　　米饭 260 克（熟重）

晚餐：酱牛肉（生重 50 克）

　　　炒香菇（干 5 克）油菜 150 克，油 5 克

　　　麻酱 5 克拌茄泥 150 克加蒜末

　　　家常饼 105 克（熟重）

　　　玉米面粥（玉米面 25 克）

睡前：西瓜（带皮重量 500 克）

🍲 星期五

早餐： 馄饨（面粉 50 克，肉末 25 克）

玉米面发糕 35 克（熟重）

拌黄瓜丝 100 克豆腐丝 50 克

午餐： 炒虾仁 80 克配黄瓜 50 克口蘑 50 克（湿重），油 10 克

炒茼蒿 200 克加蒜末，油 5 克

拌黄瓜 100 克西红柿 100 克

米饭 260 克（熟重）

晚餐： 炒肉片 25 克菜花 100 克胡萝卜 20 克，油 5 克

麻酱 5 克拌豇豆 100 克加蒜末

松花蛋 1 个（醋姜汁）

馒头 105 克（熟重）

小米粥（小米 25 克）

睡前： 酸奶 130 毫升

苏打饼干 4 片

🍲 星期六

早餐： 牛奶 250 毫升

鹌鹑蛋 6 个（带壳 60 克）

两面发糕（白面玉米面共 75 克）

酱豆腐适量

午餐： 炒肉丝 50 克苦瓜 150 克，油 10 克

炒苋菜 200 克加蒜末，油 5 克

海米 10 克冬瓜 150 克做汤

米饭 260 克（熟重）

晚餐： 拌火腿丝 15 克黄瓜丝 100 克干丝 50 克

炒茄片 150 克西红柿 50 克，油 5 克

馅饼（面粉 75 克，肉末 25 克，茴香馅适量）

紫米粥（紫米加大米 25 克）

睡前： 蛋糕 35 克

🍲 星期日

早餐：豆浆 400 毫升

油条 50 克（熟重）

馒头 35 克

鹌鹑蛋 30 克（带壳）

午餐：鸡蛋 1 个炒莴笋 100 克，油 5 克

拌水发海带丝 100 克胡萝卜丝 20 克

蒸饺（面粉 75 克，肉末 50 克，西葫芦馅适量）

魔芋挂面 25 克西红柿 50 克做汤

晚餐：卤肝片（生重 50 克）

炒圆白菜 150 克西红柿 50 克，油 5 克

醋烹西葫芦 100 克，油 5 克

馒头 105 克（熟重）

面片汤（面粉 25 克）

睡前：西瓜 500 克带皮

1800～1900 千卡——每日五餐

🍲 星期一

早餐：大米粥（大米 25 克）

素包子（面粉 50 克，鸡蛋 30 克，韭菜适量）

鹌鹑蛋 30 克（带壳）

午餐：烧平鱼（带骨 80 克），油 5 克

炒小白菜 150 克豆腐 100 克，油 5 克

炝莴笋丝 100 克少加胡萝卜

面粉 260 克（熟重）

下午加餐：苹果 200 克（可换主食 25 克）

晚餐：瘦酱肉（生重 50 克）

炒木耳（干 10 克）白菜 100 克，油 5 克

烧冬瓜 150 克加香菜少许，油 5 克

两面窝头（玉米面白面 50 克）

红豆粥（红豆加米 25 克）

睡前：牛奶 250 毫升

苏打饼干 4 片

🍲 星期二

早餐：牛奶 250 毫升

咸面包 105 克

暴腌鸡蛋 1 个

小酱菜少许

午餐：汆丸子（肉末 50 克）小白菜 100 克

醋烹豆芽 150 克少加胡萝卜 20 克，油 5 克

炝芹菜 100 克腐竹 20 克

葱花饼 150 克（熟重）

下午加餐：橙子 200 克

晚餐：炒肝片 50 克配黄瓜 100 克，油 10 克

炒菜花 150 克西红柿 50 克，油 5 克

酸辣萝卜丝 50 克加香菜少许做汤

米饭 200 克（熟重）

睡前：鲜玉米 200 克（带棒芯重量）

星期三

早餐： 小米粥（小米 25 克）

白面发糕 75 克（熟重）

咸鸭蛋 1 个

煮青豆 25 克

午餐： 大葱 50 克爆羊肉 50 克，油 10 克

炒芥蓝菜 150 克，油 5 克

蒸茄子 150 克加酱油汁

米饭 260 克（熟重）

下午加餐： 梨 200 克

晚餐： 瘦白肉 25 克熬白菜 100 克豆腐 100 克

烧冬瓜 200 克加香菜，油 5 克

烧麦（面粉 50 克，肉末 25 克，菜馅适量）

白米粥（大米 25 克）

睡前： 蛋糕 35 克

牛奶 100 毫升

星期四

早餐： 馄饨（面粉 50 克肉末 25 克）

馒头 35 克（熟重）

蒸蛋羹（鸡蛋 1 个）

午餐： 焖肉片 50 克扁豆 150 克加蒜末，油 10 克

炒木耳（干 10 克）油菜 200 克，油 5 克

拌白萝卜丝 50 克胡萝卜丝 20 克

发面饼 75 克（熟重）

挂面 50 克配菜做汤

下午加餐： 苹果 200 克（可换主食 25 克）

晚餐： 清炖鸡块 70 克（带骨）白菜 100 克

炒芹菜 100 克香干 50 克，油 5 克

炝黄瓜条 100 克

米饭 200 克（熟重）

睡前： 酸奶 130 毫升

苏打饼干 4 片

🍲 星期五

早餐：豆浆 400 毫升

　　　　馒头 35 克

　　　　茶鸡蛋 1 个（带壳 60 克）

午餐：炒生菜 200 克加蒜末，油 5 克

　　　　葱花烧豆腐 100 克，油 5 克

　　　　小笼包（面粉 75 克，肉末 50 克）

　　　　小米粥（小米 25 克）

下午加餐：蛋糕 35 克

　　　　　　生西红柿 100 克

晚餐：酱爆肉丁 25 克黄瓜 100 克，油 5 克

　　　　炒茼蒿 200 克，油 5 克

　　　　瘦白肉 25 克熬白萝卜 50 克做汤

　　　　米饭 200 克（熟重）

睡前：银耳羹（银耳 15 克干）

　　　　橙子 200 克

🍲 星期六

早餐：牛奶 250 毫升

　　　　烤馒头片（馒头 105 克）

　　　　煎鸡蛋 1 个，油 5 克

　　　　小酱黄瓜少许

午餐：酱鸡翅（生重 70 克）

　　　　炒油菜 150 克豆皮 50 克，油 5 克

　　　　拌豆芽 150 克少加胡萝卜

　　　　烙饼 105 克（熟重）

　　　　即食燕麦粥 25 克

下午加餐：梨 200 克（可换主食 25 克）

晚餐：清炖排骨 50 克小白菜 100 克

　　　　醋熘白菜 100 克胡萝卜 50 克，油 5 克

　　　　烧萝卜条 100 克加青蒜，油 5 克

　　　　米饭 200 克

睡前：蛋糕 35 克

🍲 星期日

早餐：小米粥（小米 25 克）

　　　　麻酱咸花卷 75 克（熟重）

　　　　鹌鹑蛋 3 个（带壳）

　　　　煮青豆 25 克

午餐：炒面条（生面条 140 克，鸡蛋 1 个，菠菜 100 克，豆芽 50 克），油 10 克

　　　　砂锅大白菜（鸡肉 25 克，白菜 150 克，香菇干重 5 克，海米 10 克）

　　　　拌芹菜 100 克干丝 25 克

下午加餐：苹果 200 克（可换主食 25 克）

晚餐：家常炖小黄鱼（带骨 80 克），油 5 克

　　　　炒圆白菜 150 克木耳（干 10 克）西红柿 100 克，油 5 克

　　　　拌水发海带丝 100 克

　　　　黄瓜 50 克西红柿 50 克做汤

　　　　米饭 200 克（熟重）

睡前：即食燕麦粥 25 克

2000~2100 千卡系列

能量及营养素含量分析

食物	重量克	蛋白质克	脂肪克	碳水化合物克	热量千卡
总计	–	82	53	310	2070
产热%		16	24	60	
谷类	350	28	–	280	1260
蔬菜	500	5	–	17	90
奶类	250	8	8	9	135
蛋类	50	9	6	–	90
肉类	125	23	15	–	225
豆腐	100	9	4	4	90
油脂	20	–	20	–	180

2000～2100 千卡——每日三餐

星期一

早餐：牛奶 250 毫升加燕麦片 25 克

　　　咸面包 105 克（熟重）

　　　卤蛋 1 个

　　　小咸菜少许

午餐：炖牛肉 50 克白萝卜 100 克，油 3 克

　　　香肠 10 克炒油菜 150 克，油 5 克

　　　拌芹菜 100 克干丝 25 克

　　　黄瓜 50 克西红柿 50 克做汤

　　　米饭 200 克（熟重）

　　　金银卷（面粉加玉米面 50 克）

晚餐：盐水虾（生重 80 克）

　　　炒素丁（黄瓜 50 克，笋丁 50 克，豆腐干 25 克，胡萝卜 20 克），油 7 克

　　　烧冬瓜 150 克加香菜少许，油 5 克

　　　发面饼（面粉 100 克）

　　　小米粥（小米 25 克）

星期二

早餐：油条 50 克（熟重）

　　　荞麦挂面 50 克卧鸡蛋 1 个加菠菜叶 50 克

　　　煮青豆 25 克

　　　小酱黄瓜少许

午餐：红烧排骨（生重 50 克）白菜 100 克，油 3 克

　　　炒肉末 25 克柿椒 100 克，油 5 克

　　　炒虾皮 5 克菠菜 100 克，油 5 克

　　　酸辣鸡血 50 克豆腐 50 克做汤

　　　米饭 330 克（熟重）

晚餐：烤鸭（肉 50 克）

　　　炒豆芽 200 克加韭菜 25 克，油 5 克

　　　香椿末 50 克拌南豆腐 150 克，香油 2 克

　　　烙春饼（面粉 100 克）

　　　红豆粥（大米加红豆 25 克）

星期三

早餐：牛奶 250 毫升

麻酱咸花卷 150 克（熟重）

茶鸡蛋 1 个

腌黄瓜 50 克

午餐：炖肉末 25 克雪里红 50 克豆腐 100 克，油 5 克

炒圆白菜 150 克木耳 10 克（干），油 5 克

菜包子（面粉 100 克，肉末 50 克，白菜馅适量）

紫米粥（紫米 25 克）

晚餐：炒肉丝 50 克水发海带丝 100 克少加胡萝卜丝，油 10 克

熬小白菜 100 克海米 10 克

拌小萝卜 100 克

米饭 200 克（熟重）

玉米面发糕 75 克（熟重）

星期四

早餐：馄饨（面粉 50 克肉末 25 克）

芝麻烧饼 75 克（熟重）

拌芹菜 50 克素鸡 50 克（豆制品）

午餐：炒面条（面条 175 克，肉末 25 克，鸡蛋 1 个，菠菜 150 克），油 10 克

烧小萝卜 150 克加青蒜，油 5 克

熬酸菜 100 克冻豆腐 100 克

腌黄瓜

晚餐：清炖鸡块（肉 50 克）白菜 100 克

炒肉末 25 克柿椒 100 克豆腐干 25 克，油 5 克

麻酱 10 克拌菠菜 150 克

米饭 260 克（熟重）

馒头 35 克（熟重）

星期五

早餐： 牛奶 250 毫升

两面发糕 150 克（熟重）

黄瓜丝 50 克拌豆腐 100 克

午餐： 炒饭（熟米饭 330 克，香肠 10 克，鸡蛋 1 个，黄瓜 100 克，胡萝卜 20 克），油 10 克

炒香菇（干）5 克油菜 200 克，油 5 克

拌小萝卜 100 克

冬瓜 100 克加香菜做酸辣汤

晚餐： 白切鸡 70 克（带骨）

炒木耳（干）10 克小白菜 200 克，油 5 克

拌水发海带 100 克少加胡萝卜 20 克

花卷 150 克（熟重）

玉米面粥（玉米面 25 克）

星期六

早餐： 豆浆 400 毫升

小笼包（面粉 100 克，肉末 50 克）

腌黄瓜 100 克

午餐： 汆丸子 50 克小白菜 100 克

炒圆白菜 150 克素鸡 25 克，油 5 克

素烧冬瓜 150 克加香菜，油 5 克

米饭 200 克（熟重）

花卷 75 克

晚餐： 酱猪肝、口条（生重 50 克）

炒芥兰 200 克，油 5 克

葱花烧豆腐 100 克，油 5 克

烙饼 105 克（熟重）

小米粥（小米 25 克）

星期日

早餐： 牛奶 250 毫升

　　　　黑面包 150 克（熟重）

　　　　咸鸭蛋 1 个（带壳 60 克）

午餐： 煎带鱼（带骨 80 克），油 5 克

　　　　炒口蘑（湿重）20 克油菜心 200 克，油 5 克

　　　　拌黄瓜 100 克腐竹 20 克

　　　　花卷 105 克（熟重）

　　　　龙须面 25 克加西红柿 50 克

晚餐： 红烧肉 50 克大白菜 100 克，油 5 克

　　　　烧西葫芦 150 克，油 5 克

　　　　海米 5 克熬小白菜 100 克豆腐 50 克

　　　　米饭 330 克（熟重）

2000～2100 千卡——每日四餐

😋 星期一

早餐： 牛奶250毫升

烤咸面包片（面包140克）

煮鸡蛋1个

八宝菜少许

午餐： 炒瘦肉丝50克苦瓜150克，油10克

酱油茄150克加香菜，油3克

拍拌黄瓜100克西红柿50克

米饭330克（熟重）

下午加餐： 桃子200克

晚餐： 水饺（面粉100克，肉末50克，西葫芦适量）

瘦肉末25克焖扁豆150克加蒜末，油5克

炝莴笋100克胡萝卜20克腐竹20克香油2克

😋 星期二

早餐： 绿豆粥（大米加绿豆50克）

烤馒头片（馒头75克）

茶鸡蛋1个

小葱拌豆腐100克，香油2克

午餐： 蒸冬瓜夹（肉末50克，冬瓜200克）

炒豇豆100克西红柿50克，油5克

拌小萝卜100克

米饭330克（熟重）

下午加餐： 西瓜500克

晚餐： 白切鸡70克（带骨）

瘦肉片25克烧茄子200克，油15克

拍拌黄瓜100克

玉米面发糕（玉米面50克）

面片（面粉50克）加西红柿50克做汤

星期三

早餐：豆浆 400 毫升

油条 50 克（熟重）

芝麻烧饼 75 克（熟重）

鹌鹑蛋 3 个（约 30 克）

午餐：炸酱面（生面条 175 克，肉末 25 克，黄酱适量，油 3 克）

炒牛肉丝 50 克芥兰 100 克，油 5 克

炒豆腐干 50 克青蒜 50 克，油 5 克

焯扁豆 100 克作面码

下午加餐：草莓 300 克

晚餐：葱油武昌鱼（带骨 80 克），油 2 克

炒木耳菜 200 克加蒜末，油 5 克

拌莴笋 100 克腐竹（干 20 克）

烙饼 105 克（熟重）

绿豆汤（绿豆 25 克）

星期四

早餐：无糖酸奶 150 毫升

麻酱咸花卷 150 克（熟重）

蒸蛋羹（鸡蛋 1 个）

小咸菜少许

午餐：炒笋鸡（生重 70 克）柿椒 100 克，油 10 克

炒苋菜 200 克加蒜末，油 5 克

瘦白肉 25 克海米 5 克熬冬瓜 100 克

米饭 330 克（熟重）

晚餐：蒸茄夹（肉末 50 克，茄子 150 克）

炒茼蒿 200 克加蒜末，油 5 克

榨菜末少许拌南豆腐 150 克

花卷 105 克（熟重）

紫米粥（紫米 25 克）

睡前：蛋糕 35 克

🍲 星期五

早餐：即食燕麦粥 50 克（生重）

芝麻烧饼 75 克（熟重）

煮鸡蛋 1 个

拌黄瓜 100 克豆腐丝 25 克

午餐：麻酱拌面条（生面条 175 克，麻酱 10 克）

炒肉丝 50 克柿椒 100 克豆腐丝 50 克，油 10 克

炒豇豆 100 克西红柿 50 克，油 5 克

小萝卜 50 克黄瓜 50 克作面码

晚餐：酱小排骨（生重 75 克）

炒生菜 200 克加蒜末，油 5 克

拌水发海带 100 克少加胡萝卜

白面发糕 105 克（熟重）

小米粥（小米 25 克）

睡前：酸奶 130 毫升

苏打饼干 4 片

🍲 星期六

早餐：牛奶 250 毫升

小笼包（面粉 100 克，肉末 50 克）

生西红柿 150 克

午餐：炒肉丝 50 克茭白 100 克，油 10 克

炒茄片 150 克，油 5 克

熬海米 5 克小白菜 100 克豆腐 100 克

米饭 330 克（熟重）

晚餐：酱翅中（肉 50 克）

素烧 冬瓜 200 克加香菜，油 5 克

麻酱 5 克拌豇豆 100 克

玉米面发糕 105 克（熟重）

皮蛋 30 克粥（大米 25 克）

睡前：西瓜 500 克（带皮重量）

星期日

早餐：豆浆 400 毫升

烤馒头片（馒头 150 克）

煎火腿片 30 克，油 5 克

午餐：炒饼（烙饼 150 克，鸡蛋 1 个，肉末 25 克，小白菜 100 克，油 10 克）

炒蕹菜（空心菜）150 克，油 5 克

麻酱 5 克拌茄泥 200 克加蒜末

即食玉米粥 25 克

晚餐：烧鳝鱼段（生重 80 克），油 5 克

砂锅豆腐（火腿 10 克，香菇干重 5 克，海米 5 克，豆腐 100 克，小白菜 100 克）

拌魔芋丝 100 克少加胡萝卜莴笋丝 50 克

米饭 260 克（熟重）

睡前：绿豆粥（绿豆 25 克）

2000~2100 千卡——每日五餐

😋 星期一

早餐： 牛奶 250 毫升

烤馒头片（馒头 150 克）

煎鸡蛋 1 个，油 5 克

小酱萝卜少许

午餐： 清蒸五柳鱼（带骨活鱼 80 克，适量配菜切丝）

炒什锦丁（火腿 10 克，香干 50 克，黄瓜 50 克，胡萝卜 20 克），油 5 克

紫菜虾皮适量冬瓜 100 克做汤

米饭 260 克（熟重）

下午加餐： 苹果 200 克（可换 25 克主食）

晚餐： 煎瓤苦瓜（肉末 50 克，苦瓜 150 克），油 5 克

炒茄片 150 克西红柿 50 克，油 5 克

拌豆芽 150 克少加胡萝卜 20 克

麻酱花卷 105 克（熟重）

玉米碴粥 25 克（生重）

睡前： 蛋糕 35 克

😋 星期二

早餐： 牛奶 250 毫升

油条 75 克（熟重）

麻酱烧饼 75 克（熟重）

小酱黄瓜少许

午餐： 菜包子（面粉 100 克，肉末 50 克，韭菜适量）

炒肉片 25 克菜花 100 克西柿 50 克，油 7 克

拌心里美萝卜 50 克

熬小白菜 100 克豆腐 100 克

下午加餐： 蒸蛋羹（鸡蛋 1 个）

苏打饼干 4 片

晚餐： 咖喱牛肉 50 克少加芹菜胡萝卜 50 克，油 3 克

炒茼蒿 200 克加蒜末，油 5 克

虾皮 5 克炒圆白菜 150 克，油 5 克

米饭 260 克（熟重）

睡前： 即食燕麦粥 25 克（生重）

星期三

早餐：豆浆 400 毫升

黑面包 150 克（熟重）

午餐肉 35 克

八宝咸菜少许

午餐：鸡蛋炒饭（米饭 260 克，鸡蛋 1 个，黄瓜 50 克，胡萝卜 20 克，油 10 克）

清炖排骨 50 克水发海带 100 克

炒香菇（干）5 克油菜 200 克，油 5 克

下午加餐：橘子 200 克

晚餐：盐水虾（带皮 80 克）

炒西兰花 200 克，油 5 克

拌白菜心 100 克豆腐丝 50 克

馒头 75 克（熟重）

二米粥（生重 50 克）

睡前：鲜玉米 200 克（带棒芯重量）

星期四

早餐：牛奶 250 毫升

麻酱咸花卷 150 克（熟重）

鹌鹑蛋 6 个（带壳约 60 克）

小酱黄瓜少许

午餐：炒鸡丝 50 克豆芽 200 克，油 10 克

炒西葫芦 150 克，油 5 克

西红柿 100 克豆腐 50 克做汤

烙葱花饼 150 克（熟重）

下午加餐：雪花梨 200 克

晚餐：红烧瘦猪肉 50 克大白菜 100 克，油 2 克

炒芹菜 150 克豆腐干 50 克，油 5 克

萝卜丝 100 克加香菜做酸辣汤

米饭 260 克（熟重）

睡前：苏打饼干 4 片（可换主食 25 克）

生西红柿 100 克

🍲 **星期五**

早餐： 豆腐脑 200 毫升
　　　芝麻烧饼 150 克（熟重）
　　　松花蛋 1 个
　　　榨菜少许

午餐： 炒瘦肉丝 50 克蒜黄 100 克白菜 50 克，油 10 克
　　　炒木耳（干）10 克小白菜 200 克，油 5 克
　　　鸡血 50 克豆腐 50 克做酸辣双色豆腐汤
　　　米饭 260 克（熟重）

下午加餐： 苹果 100 克

晚餐： 瘦酱肉（生重 50 克）
　　　炒酸菜 150 克冻豆腐 100 克，油 5 克
　　　拌心里美萝卜 100 克
　　　两面窝头（玉米面、豆面 50 克）
　　　大米粥 50 克

睡前： 银耳（干）20 克做羹
　　　苏打饼干 4 片

🍲 **星期六**

早餐： 挂面 50 克（生重）
　　　油饼 50 克（熟重）
　　　茶鸡蛋 1 个
　　　腌黄瓜 100 克

午餐： 红烧翅中 70 克（带骨），油 3 克
　　　焖扁豆 200 克加蒜末，油 5 克
　　　拌白萝卜丝 100 克少加胡萝卜 20 克，香油 2 克
　　　鸡蛋 30 克西红柿 100 克做汤
　　　米饭 260 克（熟重）

下午加餐： 猕猴桃 200 克（可换 25 克主食）

晚餐： 煎带鱼（带骨 80 克），油 5 克
　　　炒油菜 200 克，油 5 克
　　　拌芹菜 100 克干丝 50 克
　　　花卷 105 克（熟重）
　　　紫米粥（紫米 25 克）

睡前： 酸奶 130 毫升
　　　苏打饼干 4 片

🍲 **星期日**

早餐： 牛奶 250 毫升

素包子（面粉 100 克，鸡蛋 30 克，韭菜适量）

煮青豆 25 克

午餐： 砂锅肉丸小白菜（肉丸 50 克，香菇干重 5 克，海米 10 克，小白菜 100 克）

素烧茄子 200 克加蒜末，油 15 克

炒菜花 100 克西红柿 50 克，油 5 克

米饭 260 克（熟重）

下午加餐： 蛋糕 35 克

生西红柿 100 克

晚餐： 涮羊肉 50 克 生菜 200 克 豆腐 100 克 粉丝 25 克

芝麻烧饼 105 克（熟重）

睡前： 苹果 200 克

附　录

附录1　常见食物蛋白质含量表

（克/100 克食部）

食物	蛋白质	食物	蛋白质	食物	蛋白质
香肠	18	海参	50.2	玉米	8.8
火腿肠	14	蛤蜊	15	玉米面	8
酱牛肉	31.4	河蚌	6.8	白果	13.2
牛肉	18.1	鱿鱼	18.3	核桃	14.9
羊肉	20.5	草虾	18.6	花生	21.9
猪肝	19.3	基围虾	18.2	花生仁	25
猪肉（瘦）	20.3	蟹	14	葵花子	23.9
猪肉（肥）	2.4	蟹肉	11.6	莲子（干）	17.2
猪肘棒	21.3	芝麻	19.1	栗子（干）	5.3
鸡腿	16.4	稻米（粳）	7.3	白瓜子	36
鸡胸脯肉	19.4	稻米（籼）	7.9	山核桃	7.9
鸭肉	15	方便面	9.5	松子	14.1
奶酪	25.7	高粱米	10.4	松子仁	13.4
牛奶	3	花卷	6.4	西瓜子	30.3
牛乳粉	19	煎饼	7.6	榛子	20
酸奶	3.2	苦荞麦粉	9.7	杏仁	24.7
羊乳	1.5	烙饼	7.5	豆腐	8.1
豆奶粉	19	馒头	7.8	豆腐（南）	5
鹌鹑蛋	12.8	米饭	2.5	豆腐干	12.2
鸡蛋	12.7	米粥	1.1	豆腐皮	44.6
松花蛋	14.2	米粉	8	豆浆粉	19.7
草鱼	16.6	烧饼（糖）	8	豆沙	5.5
大黄鱼	17.7	通心粉	11.9	腐乳	12
大马哈鱼	17.2	小麦粉	11.2	腐竹	44.6

食 物	蛋白质	食 物	蛋白质	食 物	蛋白质
黄鳝	18	小米	9	黄豆	35.1
鲫鱼	17.1	小米粥	1.4	绿豆	21.6
麻花	8.3	燕麦片	15	素鸡	16.5
面包	8.5	油饼	7.9	赤豆	20.2
月饼	5.1	荷兰豆	2.5	油豆腐	17
冰淇淋	2.4	黄豆芽	4.5	芸豆	23.4
茶水	0.1	绿豆芽	2.1	饼干	8.5
橘汁	0.2	毛豆	13.1	蛋糕	13
奶糖	2.5	豌豆苗	3.1	豆汁	0.9
巧克力	4.3	豇豆	2.7	江米条	5.7
大白菜	1.7	红薯	1.1	凉粉	0.3
菜花	2.1	胡萝卜	1	绿豆糕	12.8
大葱	1.3	马铃薯	2	菠菜	2.6
大蒜	4.5	藕	1.9	油菜心	1.9
茭白	1.2	藕粉	0.2	山药	1.9
金针菜	19.4	竹笋	2.6	菠萝	0.5
西兰花	4.1	草莓	1	橙	0.8
油菜	1.8	柑	0.7	韭菜	2.4
冬瓜	0.4	桂圆	1.2	芹菜	0.8
佛手瓜	1.2	山楂	0.5	桂圆干	5
哈密瓜	0.5	橘	0.8	猕猴桃	0.8
苦瓜	1	李	0.7	紫菜	26.7
丝瓜	1	梨	0.4	银耳	10
西瓜	0.5	荔枝	0.9	枣	2.1
西葫芦	0.8	芒果	0.6	香菇（鲜）	2.2
茄子	1	苹果	0.5	椰子	4
番茄	0.9	苹果酱	0.4	木耳	12.1
尖椒	15	葡萄	0.7	杏	0.9
柿子椒	1	柿	0.4	香蕉	1.4
蘑菇	2.7	扁豆	2.7	桃	0.8

附录2　常见食物脂肪含量表（克/100 克食部）

食 物	脂肪	食 物	脂肪	食 物	脂肪
香肠	40.7	鹌鹑蛋	11.1	黄油	98.8
火腿肠	10.4	鸡蛋	11.1	炼乳	8.7
酱牛肉	11.9	鸡蛋黄	36.2	奶酪	23.5
牛肉	13.4	松花蛋	10.7	牛奶	3.2
牛肉干	40	鸭蛋	13	酸奶	2.7
牛肉松	15.7	饼干	16	羊乳	3.5
羊肉	14.1	曲奇饼	31.6	豆奶粉	8
猪大排	20.4	蛋糕	8	草鱼	5.2
猪肝	3.5	绿豆糕	1	大黄鱼	2.5
猪肉（瘦）	6.2	麻花	31.5	大马哈鱼	8.6
猪肉（肥）	90.4	面包	5.1	黄鳝	1.4
猪心	5.3	月饼	18	鲫鱼	2.7
腰子	3.2	炸糕	12.3	鲢鱼	3.6
猪肘棒（熟）	24.5	冰淇淋	5.3	海参	0.1
鸡	16.5	奶糖	6.6	鱿鱼（水浸）	0.8
鸡翅	11.8	巧克力	40.1	草虾	0.8
鸡腿	13	芝麻南糖	35.6	基围虾	1.4
鸡胸脯肉	5	豆腐	3.7	蟹肉	1.2
鸡肝	4.5	豆腐（南）	2.5	豆瓣酱	5.9
鸭肉	1.5	豆腐干	3.6	黄酱	1.2
鸭皮	50.2	豆腐皮	17.4	花生酱	53
炸鸡	17.3	豆浆	0.7	甜面酱	0.6
烧鹅	21.5	豆沙	1.9	味精	0.2
核桃	58.8	腐乳	7.9	芝麻酱	52.7
花生	48	腐竹	21.7	芝麻	40
花生仁	44.3	黄豆	16	梨	0.1
葵花子	49.9	豇豆	0.4	荔枝	0.2
栗子（干）	1.7	绿豆	0.8	芒果	0.2

续 表

食 物	脂肪	食 物	脂肪	食 物	脂肪
白瓜子	46.1	素鸡	13.2	苹果	0.2
松子	62.6	豌豆	1	苹果酱	0.1
松子仁	70.6	赤豆	0.6	葡萄	0.2
西瓜子	44.8	油豆腐	17.6	柿	0.1
榛子	44.8	大白菜	0.2	桃	0.1
杏仁	44.8	菠菜	0.5	香蕉	0.2
稻米（粳）	0.4	菜花	0.2	杏	0.1
稻米（籼）	0.7	油菜心	0.6	椰子	12.1
方便面	21.1	大葱	0.3	枣	0.4
高粱米	3.1	大蒜	0.2	猕猴桃	0.6
挂面	0.7	茭白	0.2	冬瓜	0.2
花卷	1	韭菜	0.4	苦瓜	0.1
烙饼	2.3	芹菜	0.1	丝瓜	0.2
馒头	1	西兰花	0.6	西瓜	0.1
面条（切面）	1.6	油菜	0.5	蘑菇	0.2
米饭	0.3	西葫芦	0.2	木耳	1.5
米粥	0.1	茄子	0.1	香菇	1.2
米粉	0.3	番茄	0.2	银耳	1.4
烧饼（糖）	2.1	辣椒	0.3	紫菜	1.1
通心粉	0.1	甜椒	0.4	山楂	0.6
小麦粉	1.1	扁豆	0.2	菠萝	0.1
小米	3.1	荷兰豆	0.7	草莓	0.2
小米粥	0.7	黄豆芽	1.6	橙	0.2
燕麦片	6.7	鲜豇豆	0.2	柑	0.2
油饼	22.9	豌豆苗	0.6	藕	0.2
玉米	3.8	红薯	0.2	橘	0.3
玉米面	4.5	胡萝卜	0.2	炸土豆片	48.4
萝卜	0.1	山药	0.2		

附录3　常见食物碳水化合物含量表

（克/100 克食部）

食　物	碳水化合物	食　物	碳水化合物	食　物	碳水化合物
稻米（粳）	75.3	红薯	23.1	白瓜子	3.8
稻米（籼）	77.5	胡萝卜	7.7	山核桃	26.8
方便面	60.9	姜	7.6	松子	9
高粱米	70.4	萝卜	4	松子仁	2.2
挂面	74.5	马铃薯	16.5	西瓜子	9.7
花卷	45.6	油炸土豆片	40	榛子	14.7
黄米	72.5	藕	15.2	杏仁	2.9
煎饼	74.7	藕粉	92.9	饼干	69.2
烙饼	51	山药	11.6	蛋糕	61.2
馒头	48.3	菠萝	9.5	豆汁	1.3
面条（切面）	58	草莓	6	凉粉	11.2
米饭	25	橙	10.5	绿豆糕	72.2
米粥	9.8	柑	11.5	驴打滚	39.9
米粉	78.2	甘蔗	15.4	麻花	51.9
糯米（江米）	77.5	桂圆	16.2	面包	58.1
烧饼（糖）	62.7	桂圆干	62.8	月饼	52.3
通心粉	75.4	山楂	22	冰淇凌	17.3
小麦粉	71.5	橘	9.7	茶叶	50.3
小米	73.5	李	7.8	橘汁	23.2
小米粥	8.4	梨	7.3	奶糖	84.5
燕麦片	61.6	荔枝	16.1	巧克力	51.9
油饼	40.4	芒果	7	芝麻南糖	49.7
玉米	66.6	苹果	12.3	苹果酱	68.7
玉米面	69.6	核桃	9.6	炼乳	55.4
豇豆	58.9	葡萄	9.9	母乳	7.4
豆腐	3.8	柿	17.1	奶酪	3.5
豆腐（南）	2.4	桃	10.9	牛奶	3.4

食 物	碳水化合物	食 物	碳水化合物	食 物	碳水化合物
豆腐干	10.7	香蕉	20.8	酸奶	9.3
豆腐皮	18.6	杏	7.5	羊乳	5.4
豆沙	51	枣	28.6	豆奶粉	68.7
腐乳	7.6	猕猴桃	11.9	鹌鹑蛋	2.1
腐竹	21.3	花生	17.3	鸡蛋	1.3
黄豆	18.6	花生仁	16	松花蛋	4.5
绿豆	58.5	葵花子	13	鸭蛋	3.1
素鸡	3.9	莲子（干）	64.2	鹅蛋	2.8
豌豆	54.3	栗子（干）	77.2	甜面酱	27.1
赤豆	55.7	荷兰豆	3.5	味精	26.5
油豆腐	4.3	黄豆芽	3	芝麻酱	16.8
香肠	5.9	鲜豇豆	4	冬菜	7
火腿肠	15.6	豌豆苗	2.8	油菜	2.7
酱牛肉	3.2	芝麻（白）	21.7	西兰花	2.7
马肉	11	大白菜	3.1	白兰瓜	4.5
牛肉	0.1	菠菜	2.8	白金瓜	5.7
羊肉	0.2	菜花	3.4	冬瓜	1.9
猪肝	5.6	油菜心	1.8	佛手瓜	2.5
猪肉（瘦）	1.5	大葱	5.2	哈密瓜	7.7
猪心	1.1	大蒜	26.5	苦瓜	3.5
腰子	1.4	茭白	4	丝瓜	3.6
猪肘棒（熟）	2.1	韭菜	3.2	西瓜	6.4
鸡翅	4.6	芹菜	2.5	西葫芦	3.2
鸡胸脯肉	2.5	大黄鱼	0.8	番茄	3.5
鸭肉	4	鲫鱼	3.8	茄子	3.5
海参	0.9	鲍鱼	6.6	醋	4.9
蘑菇	2.7	蛤蜊	0.8	豆瓣酱	24.8
海带（干）	17.3	河蚌	0.8	黄酱	17.9
木耳	35.7	草虾	5.4	花生酱	2.3

附录4　中国居民膳食能量推荐摄入量（单位：千卡/天）

年龄（岁）	男	女
0 ~	95 千卡/千克体重	
0.5 ~	95 千卡/千克体重	
1 ~	1100	1050
2 ~	1200	1150
3 ~	1350	1300
4 ~	1450	1400
5 ~	1600	1500
6 ~	1700	1600
7 ~	1800	1700
8 ~	1900	1800
9 ~	2000	1900
10 ~	2100	2000
11 ~	2400	2200
14 ~	2900	2400
18 ~		
轻体力活动	2400	2100
中体力活动	2700	2300
重体力活动	3200	2700
孕妇（4~6 个月）		+200
孕妇（7~9 个月）		+200
乳母		+500
50 ~		
轻体力活动	2300	1900
中体力活动	2600	2000
60 ~	1900	1800
70 ~	1900	1700
80 ~	1900	1700

附录5　中国居民膳食蛋白质适宜摄入量

年龄/岁	蛋白质适宜摄入量（克/天）	
	男	女
0 ~	1.5~3 克/千克体重	
1 ~	35	35
2 ~	40	40
3 ~	45	45
4 ~	50	50
5 ~	55	55
6 ~	55	55
7 ~	60	60
8 ~	65	65
10 ~	70	65
11 ~	75	75
14 ~	85	80
18 ~	1.0 克/千克体重	
轻体力劳动	75	65
中体力劳动	80	70
重体力劳动	90	80
60 ~	75	65

附录6 中国居民膳食脂肪适宜摄入量

（单位：脂肪产能量占总能量的百分比%）

年龄/岁	脂肪	SFA（饱和脂肪酸）	MUFA（单不饱和脂肪酸）	PUFA（多不饱和脂肪酸）	(n-6)：(n-3)	胆固醇（毫克）
0 ~	45 ~ 50				4：1	
0.5 ~	35 ~ 40				4：1	
2 ~	30 ~ 35				(4 ~ 6)：1	
7 ~	25 ~ 30				(4 ~ 6)：1	
13 ~	25 ~ 30	< 10	8	10	(4 ~ 6)：1	
18 ~	20 ~ 30	< 10	10	10	(4 ~ 6)：1	< 300
60 ~	20 ~ 30	6 ~ 8	10	8 ~ 10	4：1	< 300

附录7 中国居民膳食钙适宜摄入量（单位：毫克/天）

年龄组	钙适宜摄入量	年龄组	钙适宜摄入量
0 ~	300	14 ~	1000
0.5 ~	400	18 ~	800
1 ~	600	50 ~	1000
4 ~	800	孕中期	1000
7 ~	800	孕晚期	1200
11 ~	1000	乳母	1200

附录8 中国居民膳食磷适宜摄入量（单位：毫克/天）

年龄组	磷适宜摄入量	年龄组	磷适宜摄入量
0 ~	150	11 ~	1000
0.5 ~	300	14 ~	1000
1 ~	450	18 ~	1000
4 ~	500	孕妇	700
7 ~	700	乳母	700

附录9 中国居民膳食钾适宜摄入量（单位：毫克/天）

年龄组	钾适宜摄入量	年龄组	钾适宜摄入量
0 ~	500	11 ~	1500
0.5 ~	700	14 ~	2000
1 ~	1000	18 ~	2000
4 ~	1500	孕妇	2500
7 ~	1500	乳母	2500

附录10 中国居民膳食钠适宜摄入量（单位：毫克/天）

年龄组	钠适宜摄入量	年龄组	钠适宜摄入量
0 ~	200	11 ~	1200
0.5 ~	500	14 ~	1800
1 ~	650	18 ~	2200
4 ~	900	孕妇	2200
7 ~	1000	乳母	2200

附录11 常见食物的酸碱性表

成酸性食物	成碱性食物	中性食物
肉类	牛奶	糖
鱼类	青菜类	油脂
家禽	土豆	淀粉
谷类	鲜蘑菇	饮料
奶酪	鲜豆类	咖啡
蛋类	干豆类	茶
葡萄干	水果	
花生	杏仁	
核桃	栗子